微创埋线
临床规范化操作手册

Standard Operating Procedure Manual
for Clinical Thread Embedding Acupuncture

孙文善　主编

复旦大学出版社

内容提要

　　微创埋线技术作为一种方便安全的治疗技术，整个操作过程并不复杂，但是作为一项医疗技术，应该符合一定的技术操作标准和规范，以保障操作的安全性和减少不良反应的发生。本书分为上、下两篇，上篇介绍了微创埋线治疗室的设置标准与相关的管理制度，以及微创埋线技术操作规范、注意事项；下篇以疾病为条目介绍不同疾病埋线治疗时的微创埋线技术操作方法，特别是处方配穴方法，以解剖为基础的规范化埋线进针方法和植入材料方法。不仅可以为微创埋线技术工作者提供有效的治疗方法，确保微创埋线技术在临床上顺利开展，还可以为安全实施和推广埋线技术提供保障。

本书编委会

主　　编：孙文善

副 主 编（按姓氏笔划排序）：

马艳华　卢　文　白春艳　曲　伸

李　涛　李　璟　宋　霞　张革萍

陈小艳　熊　健

编写人员（按姓氏笔划排序）：

马艳华　王　健　卢　文　冉津川

白春艳　冯　辉　曲　伸　刘晓鸫

孙文善　孙庆银　孙忠强　李　涛

李　璟　宋　霞　张革萍　陈小艳

陈丽容　邵水金　金　逸　周艳丽

郭国英　郯志清　陶善平　程　玲

谭吉勇　熊　健

学术秘书：冉津川　潘媛媛

序

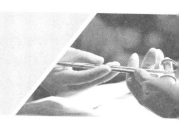

　　穴位埋线疗法是针灸疗法的治疗模式创新,是针灸领域的重要分支之一,始于 20 世纪 50～60 年代。体现了古人"静以久留""有寒痹等在分肉间者,留针经久,热气当集,此为补也"以及"久病者邪气深、深刺而久留之"等观念。已经被较广泛应用在几十种疾病中。近些年随着埋线工具以及埋线材质的不断改进,穴位埋线越来越受到医务人员与患者的欢迎。穴位埋线疗法疗效显著,安全性好,操作简便,已经有了操作技术的国家标准,特别适宜在基层医疗机构中推广应用。中国针灸学会 2016 年为了推动穴位埋线疗法的学术进步和推广应用,成立了埋线疗法专业委员会,搭建了一个促进学术交流、技术展示、多学科沟通的平台。尽管穴位埋线疗法已经遍地开花,但其机制还未被揭示,临床适应病证还需要进一步研究,尤其是还缺少大样本、高质量的临床研究证据。期望在不远的将来就能看到大家公认的穴位埋线临床疗效证据、看到相关的机制阐述。

　　有幸先睹此书将埋线的规范化操作作为主线,介绍了 30 多种病证的临床应用,还用较大的篇幅介绍了埋线的操作规范。针灸技术的标准化和规范化是医疗技术发展的必然要求,也是走向国际化的必经之路。埋线技术与现代材料科学的发展息息相关,随着医学发展和生物材料学的发展,将来还会有更多的埋线技术涌现出来,只有不断创新,跟随时代的步伐并且加以标准化和规范化,针灸埋线事业才能不断发展。

　　此书的作者们均来自临床一线,在埋线疗法的使用中已经积累了丰富的经验,对经验及时进行总结,并分享给大家,体现了大医精诚、传承精华的先进理念。

欣然写此体会,并借此机会对广大的针灸穴位埋线的同仁们表示敬意!希望此书的出版能让更多的人来学习应用穴位埋线疗法,使更多的患者受益。

中国针灸学会　会长

世界针灸学会联合会　主席

2021 年 3 月　于北京

前　言
提倡埋线技术规范化　促进埋线医学发展

　　自埋线疗法于20世纪60年代诞生以来,经历了雏形期、兴盛期、衰落期、复兴期和发展期等几个阶段,形成了现代微创埋线欣欣向荣的新局面。几十年的临床实践证明,埋线疗法确实是一种疗效确切、简单方便而且普遍适用的一种针灸疗法。作为针灸医学的分支之一,由于各种原因,埋线疗法的发展并不是一帆风顺的。但是,我们看到了埋线疗法在现代医学迅猛发展的今天仍然有着顽强的生命力。特别是在基层医疗机构里,埋线疗法不仅服务着千万百姓的健康,而且为基层医疗提供了一个简便有效的治疗方式。近10年来,埋线疗法开始与现代生物材料相结合,加之现代医疗技术如超声引导的引入,不仅大大提高了埋线疗法的安全性,而且开辟了埋线医学发展更加广阔的前景。

　　可以说,埋线技术是许多埋线医生智慧凝聚的结晶。由于临床埋线工作存在很多不确定性,如果不加强规范,临床科室随意开展,很可能对患者的健康安全造成一定的隐患。所以,很有必要在继承前人操作经验的基础上,去粗取精,去伪存真,对埋线疗法进行系统化整理和规范化指导,保证埋线疗法健康顺利发展。

一、从医疗技术的角度来看提倡埋线技术规范化的必要性

　　埋线疗法源于针灸学,是针灸学的发展。埋线疗法从诞生就存在很多的经验性成分,无论是在治疗工具方面还是在操作方面都不统一,这方面做的研究也不

多,以至于疗效参差不齐,而且存在一定的安全隐患。

尽管多元化的埋线方式对临床治疗有一定的积极作用,但是不规范的操作带来更多的是临床风险。近年来,随着埋线疗法的大力推广,从事埋线治疗的临床医生逐渐增多,各种不良反应也开始出现。分析其原因,大多与不规范的操作有关,包括适应证和禁忌证不明确、针刺深度不规范、针具及材料不规范和无菌操作不规范等。

埋线疗法缺乏规范导致埋线临床医师无所适从,埋线操作往往处于个人经验层面,配伍选穴、针刺方式、深度方向多凭经验,临床疗效也不明确。当治疗产生疗效时,不清楚为何有效;无效时也不清楚为何无效;更无法预料治疗结果。

从管理的角度看,医疗技术临床应用管理是医院管理的重要内容,医疗技术作为医疗服务要素之一,与医疗质量和医疗安全直接相关。如果没有规范,新技术管理部门也无法对埋线技术的实用性及安全性进行管理和评估,导致临床审批应用困难。

从临床研究的角度看,没有规范化,也无法进行科学的循证研究,埋线疗法就只能一直处于低层次的临床经验层面。

埋线技术缺乏规范化也会严重影响临床技术的推广。临床实践表明,埋线技术的疗效具有很强的可重复性。也就是说,对于同样一种疾病,相对固定的治疗方案,完全可以产生比较肯定的疗效。例如,临床颈五针埋线对颈椎疾病的治疗、胃九针对慢性胃病的治疗等。如果没有规范化,仍然像传统针灸那样强调纷繁复杂的针法、手法、穴法,那么将导致治疗方案多种多样,学习者无所适从,很难在临床开展和推广应用。

2008 年,中国针灸学会颁布了《穴位埋线的操作标准》,该操作标准是根据传统的埋线方法制订的,针具用的是医用缝合针、腰穿针和 U 型埋线针,这种埋线方法需要麻醉,已经不适合现代埋线疗法的临床要求。于是,2012 年,我们基于埋线疗法的发展现状,提出了微创埋线的操作规范(详见《上海针灸杂志》)。操作规范使用了一次性的埋线针,并将目前临床普遍应用的高分子可吸收材料作为埋线线体,同时提出了操作规范,比较适合指导埋线技术的临床应用,但仍然不够完善。

二、从学科发展的角度来看提倡埋线技术规范化的必要性

纵观我国微创埋线医师队伍的现状,尽管包括微创埋线领域颇有建树的先驱和一批新秀,我国微创埋线的技术队伍还在不断壮大,一批年富力强的学科带头人已经成为我国微创埋线发展的中坚力量。但是,总体来说还是为数较少,穴位埋线工作者的总体素质与发展要求也相距较远。

微创埋线发展仅有几十年,埋线技术人员队伍青黄不接,水平参差不齐。临床专业知识和技能的滞后,以埋线疗法为主要特色的专业人才和学科带头人比较缺乏,这不仅将制约埋线的临床应用和发展,而且可能最终影响到整个埋线医学的发展。

埋线疗法虽然是针灸技术的延伸和发展,但也看到很多针灸专业以外的医务人员也开始学习埋线疗法。其中不仅有康复专业人员,还有疼痛专业人员,甚至内科、妇科、皮肤科、美容科人员。很显然,这些专业人员认识到了埋线疗法的临床应用价值。这个现象一方面让我们感到埋线疗法有了更加广阔的发展领域;另一方面,从事针灸的人员也要有一定紧迫感。如果临床针灸医师再不努力掌握新技术,必然让位于其他专业临床医师,即形成针灸科室进一步萎缩的被动局面。

在埋线疗法快速发展和逐步走向成熟的同时,埋线疗法的推广也出现了较为混乱的局面。"乱"主要来自两个方面:一是埋线治疗人员的临床技能培养有所欠缺和相关学科知识掌握不足。埋线疗法条件缺失或不配套,医师缺乏正规技术培训,对微创埋线认识不足,认为埋线疗法非常简单,不会出问题,风险防范意识差,不熟悉适应证和禁忌证,出现反应不知如何处理。或者走向另一个极端,害怕出现并发症而干脆放弃开展埋线治疗。二是正规的埋线疗法推广做得不够,仍然局限于零散的个人经验,积极参与埋线疗法系统化推广的医院机构还非常少,埋线疗法推广师资大量缺乏。导致埋线医学仍然处于从民间向学术发展的过渡阶段。

三、提倡埋线技术规范化的意义

现代医学的发展态势对微创埋线疗法提出了新的挑战。这就要求从事微创埋线的医师必须拥有新的知识结构和思维方式,微创埋线医师的知识结构、判断能力和技术功底直接影响着微创埋线疗法的过程、效果和结局。

微创埋线的发展,要求微创埋线医师了解更加广泛、深入的相关临床专业知识,也就是要求知识的结构向更为复杂的立体交叉型转变。一方面是对微创埋线医师已有中医针灸知识的优化和整合,另一方面是对自身知识更新能力和适应竞争能力的检验。微创埋线医师的综合素质已经成为埋线疗法甚至微创埋线学科发展的决定因素。

微创埋线学科以其安全、有效、方便而成为针灸医学中最有发展前景的分支学科之一。为了促进该学科有序健康发展,对埋线医务人员进行系统化和规范化培训已成为我国穴位埋线学科建设中最紧迫和最重要的艰巨任务。我国成立独立的穴位埋线专业学会时间短,埋线医务人员的培养和基本技能训练严重滞后,规范化技术操作和行业管理已成为学科发展的主要课题。埋线领域应加强包括微创埋线人才的培训及梯队建设;微创埋线医师应有足够的临床基础训练;各级卫生职能部门应重视埋线学科的发展,研究如何进行必要的体制改革并给予制度保证,促进埋线医学的良性发展。穴位埋线专业学会也要努力转变观念,采取相应的措施,以适应当前学科的发展形势,逐渐建立准入制度,制定规范化治疗的"规范"或"指南",并不断完善。

相信随着微创埋线针具的创新、新材料的应用、超声引导埋线等各种现代诊疗技术的应用,微创埋线的普及和提高,规范化实施,技术培训和学术交流的加强,穴位埋线专业人员整体素质的提高,微创埋线必将会在临床实践中发挥越来越重要的作用。

展望未来,随着人们对微创埋线技术的不断认识和埋线技术本身的发展,微创埋线必将在诸多方面对针灸医学的应用和研究产生深远而重大的影响,微创埋线在针灸学以及现代医学的地位也必然越来越重要,成为预防和治疗许多疾病的有力武器。

　　本书由全国各地从事穴位埋线的诸多专家共同撰写,主要介绍微创埋线治疗的技术操作规范和注意事项、材料的使用、不良反应的处理;同时以疾病为条目,介绍了不同疾病埋线治疗时的微创埋线技术操作方法。因为埋线疗法流派众多,方案各异,编写人员较多,本手册所提出的规范化方案内容还不够完善,有些观点也可能不够成熟,需要在临床实践中进一步完善,希望各位同道不吝赐教。

孙文善

2021 年 6 月

目 录

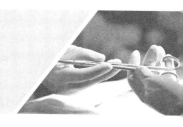

第一章
微创埋线治疗室的建设与管理

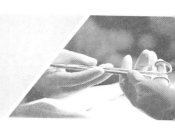

　　微创埋线技术是以传统医学理论为基础,在传统穴位埋线基础上,结合一次性微创埋线针具和生物医学材料,形成的适用于临床的一种创新性针灸治疗技术。作为一种方便安全的治疗技术,微创埋线的操作过程并不复杂,但是为了保证有效性和安全性,应该符合一定的技术操作标准和规范,包括诊疗规范、无菌操作规范、埋线操作规范和器械使用规范。同时,也要合理设置埋线治疗室,完善各种管理制度,保障微创埋线技术的顺利开展。

第一节　微创埋线治疗室的设置与管理

一、微创埋线治疗室的设置

　　微创埋线治疗室应合理设置操作室及观察室来满足临床需要。基本布局按照针灸治疗室的要求,确保环境安静、清洁、干燥。微创埋线治疗室由操作室和埋线术后观察室等房间构成,操作室主要功能为完成患者埋线技术的操作,观察室主要功能区分为患者治疗前后的准备、术后观察和观摩等区域,以减少主操作间的污染。在条件允许的情况下,可以设立微创埋线专科,有专门的操作间。

　　主操作间面积以 $20\ m^2$ 左右为宜,摆放一张治疗床、一个治疗操作台或治疗车。操作间有窗户,确保空气流通,确保室内恒温;要求室内易于清洁、消毒,地面易于清洗,有地漏;墙面平整,设有脚踏式洗手装置的洗手池,并配备快速消毒液,内有必要的设备如观片灯、紫外线灯等;备有常规急救药品(急救车)等。室内应分开设置清洁区和污染区(图1-1)。

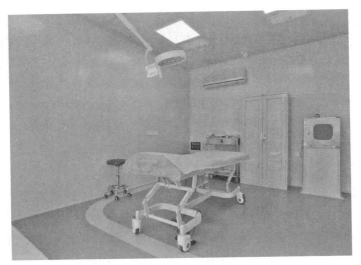

图1-1 微创埋线治疗室设置

观察室专用于病人准备和休息。主要功能为患者做术前准备,如换鞋、更衣,然后再进入操作室。在操作结束后患者可在此留观或行短暂的术后恢复,发现异常可及时处理。室内应安置管道氧气及负压吸引装置(图1-2)。

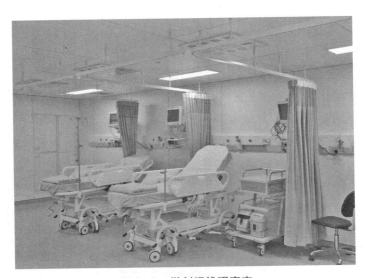

图1-2 微创埋线观察室

如果因为条件限制,无法设置主操作间及相应附属间时,可设置一间独立的埋线治疗室,建议面积不低于 20 m²。其中区分为 3 个区:治疗区、准备区、诊疗区(即一般工作区、清洁区、无菌区,或称为非限制区、半限制区、限制区)。一般工作区用于病人休息、更衣以及办公和物品储藏;清洁区用于器械、敷料放置、器械洗涤、消毒灭菌;无菌区用于埋线治疗。在平面布置时,治疗区、准备区、诊疗区由内向外进行布置。

二、微创埋线治疗室的管理

微创埋线治疗室应有专人管理,凡进入微创埋线治疗室的工作人员必须换鞋、更衣、戴手术帽,进入无菌区或施行无菌操作时必须戴口罩和无菌手套。外出时,应更换外出衣和鞋。

微创埋线治疗室内应注意保持整洁、安静,室内各种物品要定量、定位放置,用后物归原处。要有严格的消毒隔离制度,每日进行清扫消毒 2 次,保证无菌操作,预防感染。每月做好空气培养并登记。

三、埋线治疗人员配备

微创埋线治疗一般有 1 名操作医生和 1～2 名助手,操作医生须有《医师执业证书》并有相关微创埋线技术培训证书或有针灸等相关学科知识的医师,主要负责患者全身评估和病情评估、制定治疗方案、完成埋线的具体操作;操作助手主要负责协助医生术前消毒、治疗定位和装入线体。有条件的单位,可以安排护士 1 名,负责治疗前病人的准备,治疗后帮助观察及护送病人。所有人员都必须熟悉无菌操作技术要求,严格执行无菌操作原则。

四、操作流程管理

1. 操作前 全面评估患者病情和局部皮肤情况,制定埋线处方和操作方案,同时做好术前告知并签署治疗知情同意书,充分做好术前准备。严格掌握适应证和禁忌证,注意并发症,遵守埋线操作规范,以达到最佳治疗效果。

2. 操作期间 非相关人员不得进入埋线治疗室。进入操作室以前须换鞋,洗手,戴帽子及口罩。操作室内保持安静,不得大声说话、聊天说笑。从定位、皮肤消毒、埋线,直至最后出针,一定要严格遵守无菌技术要求。操作人员要精力集中,配合默契,动作连贯,准确高效完成。

　　3. 治疗后　房间要及时通风、清洁、消毒,物品到位,做好记录。术后密切观察,定期进行复查、随访。

五、微创埋线治疗室工作制度

　　(1) 进行微创埋线治疗工作人员应该具备高度的责任心,掌握丰富的专业知识,作风严谨,思维敏捷,反应灵活,有较强的应急能力。

　　(2) 进入微创埋线治疗室的工作人员必须穿好工作服,戴好帽子、口罩,治疗前必须洗手。

　　(3) 严格控制微创埋线治疗室内人口密度和流量,凡进入室内见习参观人员,必须严格遵守微创埋线治疗室的参观规定和指导,不得随意走动。非值班人员不得擅自进入治疗室,一切私物不得带入治疗室。

　　(4) 微创埋线治疗室的一切物品、仪器、材料应该分类、定位放置,定时检查、检修,以保证使用,用后及时补充归还。

　　(5) 微创埋线治疗室随时保持室内清洁,每日湿式清扫 2 次,操作前紫外线照射 1 次。

　　(6) 微创埋线治疗室人员应严格执行无菌操作规程,治疗室内的无菌物与有菌物分开放置,一切无菌物品在专用柜存放,标签清晰,及时处理、更换已过期的无菌物品。

　　(7) 进行微创埋线治疗操作过程中,态度严谨,不得闲谈,严格执行查对制度。

　　(8) 微创埋线治疗应严格把握禁忌证,治疗前认真准备,做好术前谈话和知情同意,防患于未然。

　　(9) 认真做好术后注意事项告知工作,做好治疗记录。

(孙文善　马艳华)

第二节　微创埋线消毒相关规范

　　微创埋线技术操作过程中要注意严格消毒。由于埋线疗法是将异物植入体内,任何带菌操作都有可能将致病菌带入体内,造成感染。埋线治疗室要有严格的消毒制度,定时清扫消毒,确保无菌操作,预防感染。一般每次治疗结束后要及时清扫,每天应清洁消毒 2 次。消毒灭菌应该包括环境消毒、器械和材料的灭菌、术者和施术局部消毒等。

一、埋线治疗室消毒

（1）紫外线照射法:紫外线能使细菌体蛋白质光解、变性、破坏核酸、降低酶的活性,引起细菌死亡或失去繁殖力,适用于空气和物体表面的消毒。室内空气消毒按每 10～15 m² 安装 30 W 紫外线灯管 1 只,一般照射 30～40 分钟,必要时可延长照射时间。由于紫外线穿透力差,不能穿过纸片、布片甚至灰尘,因此消毒不够彻底。

（2）过氧乙酸:室内消毒用 20% 过氧乙酸溶液,0.75 g/m²,密闭房间,用电炉加热蒸发 1 小时;或用 2% 溶液 8 ml/m³,经电动喷雾后密闭房间 30 分钟。喷雾后工作人员应撤离房间。

（3）氯己定(洗必泰):能杀灭除结核杆菌和芽胞菌以外的细菌和真菌。氯己定为难溶于水的白色粉末,毒性及刺激性小。方法是术前用 0.1% 溶液喷雾 1～2 次,每次数分钟。

（4）甲酚皂溶液(来苏儿):常用 2%～5% 溶液擦拭消毒手术间的门窗和地面。本品能杀灭多种细菌,包括铜绿假单胞菌(绿脓杆菌)和结核杆菌。

二、器械消毒

埋线使用的器械一般采用高压蒸气消毒法或环氧乙烷消毒。建议使用一次性埋线针和已经灭菌处理好的埋线线段,非常方便。

三、术者消毒

术者在进行埋线操作前必须按照 7 步洗手法洗手,用洗手液认真揉搓掌心、指缝、手背、手指关节、指腹、指尖、拇指、腕部,每个部位时间不少于 10～15 秒,洗手时间不能少于 2 分钟,然后用流动水洗净。

四、施术部位消毒

用 2.5％碘酊消毒施术部位皮肤,以进针点为中心,用螺旋式从中心向外旋转涂擦皮肤,直径应在 2 cm 以上。待碘酊干后,用 75％乙醇脱碘,范围要大于碘酊消毒面积,待干后方可埋线。也可用碘伏直接消毒,在埋线部位由内向外擦拭 2 遍,擦干即可埋线。碘伏消毒后晾干比较慢,可用无菌棉球擦干,方便埋线后粘贴胶贴。

(金 逸 冉津川)

第二章
微创埋线针具

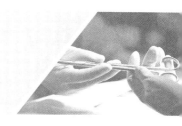

埋线治疗的方式是将生物可降解材料注入到穴位,替代针灸针发挥治疗作用。早期的埋线方式包括穿线法(三角针或医用缝合针埋线法)、切口法(包括穴位结扎、穴位埋植)、穿刺针埋线法和埋线针埋线法(U 线法)。这些埋线方式创伤比较大,操作也不方便,使用的器械也不规范,很多埋线针具都是自己制作改造,因此存在很多问题。直到 2006 年发展为微创埋线技术,埋线针具也在原来的埋线基础上得到进一步改良,形成了方便规范的一次性埋线针,大大促进了埋线技术的发展和广泛应用。

第一节　埋线针设计与结构

一次性埋线针的设计主要考虑到微创和方便。微创的方式可以减少病人的痛苦。早期的埋线方式大多需要进行麻醉,如何减少创伤,实现类似注射的埋线方式,减少麻醉环节,这就要求针具直径要尽可能的细,而且操作方便。早期的埋线方式是借助于其他手术器械如缝合针、手术刀和穿刺针等,因为这些器械并非为穴位埋线设计,所以使用非常不便。为了方便埋线操作,就必须考虑到临床埋线操作的需要,研制专用的埋线针具。

此外,埋线针的研制应该符合国家医疗器械的要求和标准,埋线针的主要结构是依据早期的埋线术式及满足现代临床应用要求确定的。一次性埋线针有以下主要结构(图 2 - 1)。

一、基本结构

1. 针柄　为了便于埋线时的进针操作,针柄设计比较长,这样有利于手持和快速进针。在针柄上设计有增加摩擦力的花纹,方便刺入皮肤。

2. 针体　不锈钢制成的针体贯穿于针柄。为了控制埋线深度,在针体上还设置有以厘米为单位的刻度。

3. 针芯　通过弹簧与针柄连接,插入针柄穿过不锈钢针体。当置有线体的埋线针刺入穴位后,推动针芯即可以将线体推入皮下穴位。

4. 弹簧　连接针芯与针柄。其作用有二:一是在自然状态下,针芯弹起,非常容易从针体前端装入线体材料;二是埋线推线时可以多次按压弹簧,确保线体已经注入穴位内部,避免出现带出线体的情况。

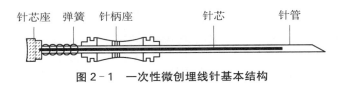

图 2-1　一次性微创埋线针基本结构

二、设计要求

为了埋线针安全使用,参照国家颁布的相关标准,一次性埋线针应达到如下要求。

1. 外观　埋线针针管应清洁、无杂物,针芯和针管应平直。针芯座和针柄座应无明显毛边、毛刺、塑流及气泡等注塑缺陷,且无微粒和杂质。针芯前端应平齐光滑、无毛刺。针芯座与针座之间的弹簧应清洁光滑。

2. 尺寸　埋线针基本长度为 25～120 mm。针芯座与针柄座完全闭合时,针芯前端露出针管的长度为≥0.8 mm。埋线针有间隔为 1 cm 的刻度线。

3. 针芯和针管　埋线针针管应有良好的刚性(最大挠度≤0.55 mm)、韧性及良好的耐腐蚀性。针管应清洁,无异物或脏物。

4. 针座、针芯座和弹簧　埋线针针管与针柄座及针芯与针芯座的连接应牢固和正直,不得有明显歪斜,在进行拉拔试验时,两者不得松动或分离。埋线针针柄座和护套配合应良好,护套不得自然脱落。连接针柄座和针芯座的弹簧应连接良好,不得自然脱落,受压以后应能自然恢复。

5. 规格　埋线针以型号表示规格,根据针管外径标识型号,即6、7、8、9、12号针头,分别表示其针管外径为0.6、0.7、0.8、0.9、1.2 mm。

国外多以G表示针管外径。在数字后加字母G以表示规格(如23G、18G等),与国产针相反,数字越大,针外径越细。其近似关系为:23G≈6号,22G≈7号,21G≈8号,20G≈9号,18G≈12号。

微创埋线针的针体粗细决定于不同粗细线体治疗的需要。根据临床要求,可以选用7号、8号、9号、12号埋线针。由于埋线部位深浅位置不同,针体的长度也可以在2.5～12 cm之间选择。目前用的最多的是7号埋线针和8号埋线针。

值得注意的是,埋线针为一次性使用,不可消毒后重复使用。

(孙文善　宋　霞)

第二节　埋线材料的选择

微创埋线材料是指根据埋线治疗原理,在一定时间内作用于穴位,形成长效刺激,并能够在体内降解的生物材料。埋线技术的核心要素为所选用的埋线材料,因为埋线治疗主要依赖于埋线材料对穴位的刺激。材料不仅决定临床治疗的效果,而且与安全性密切相关。因此,埋线材料的选择是非常关键的。

一、埋线材料的基本要求

理想的生物埋线材料要求具有良好的生物相容性,也就是生物材料植入体内后机体对植入物发生的各种复杂的生物、物理、化学反应,以及人体对材料的耐受性。埋线材料应该对人体无毒性、无致敏性、无刺激性、无遗传毒性和无致癌性。

在材料植入人体后主要发生4种反应,分别是组织反应、血液反应、免疫反应和全身反应。一般来说,作为埋线材料应该符合以下特征:

(1)材料对机体无害:不管是材料本身还是其分解产物,不得对全身器官或局部有毒或有害。

(2)材料应该能够被机体分解并排出:微创埋线所需要的是埋线材料在一定

时间内保持穴位刺激,随着时间的延长,材料应该被机体分解为小分子产物并排出体外。

（3）材料产生的刺激是可以控制的:埋线材料要求有一定降解时间、刺激强度和硬度,这些特征能够通过不同材料的复合而实现。

（4）材料应该无致敏性:材料应不含有生物蛋白,以免引起排异和感染等不良反应。

二、埋线材料的种类

广义上来说,凡是能够对穴位产生刺激、对机体无害,同时可以被人体吸收的材料均可以成为穴位埋线材料。传统的埋线方法所用的埋线材料主要有羊肠线和自体组织,如兔脑垂体等作为埋线材料。然而,这些材料非常容易产生感染和免疫反应,同时不容易保存。现代生物医学材料的发展为埋线疗法的临床应用提供了良好的发展基础。随着各种新型可吸收生物材料的发展,高分子聚合材料如聚羟基乙酸(PGA)、聚二氧杂环己酮(PDO)、聚乳酸羟基乙酸(PGLA)等已经应用于临床微创埋线疗法(图2-2)。

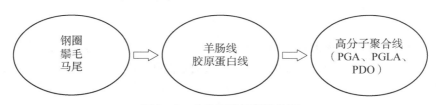

图2-2　穴位埋线材料的发展

1. 羊肠线

（1）原料与合成:羊肠线由羊肠黏膜加工而成,并经甲醛、明矾和铬盐处理,主要成分为大分子蛋白。铬肠线是由羊肠衣经铬化物溶液浸制处理后而制得,因含铬而显绿色。而原料未经铬化物处理而制成的羊肠线则称为平制肠线。此外,还有加碘制成的碘肠线,可以减少切口感染率。

（2）体内降解:在体内的降解和吸收主要取决于组织蛋白酶。普通肠线吸收时间较短,一般为4～5天,多用于结扎及皮肤缝合。

（3）生物学性能:羊肠线原料来源广且制作工艺相对简单,成本低廉,因此应用广泛。但羊肠线具有柔韧性差、组织反应大和感染环境下抗张强度耗损快等缺点。为克服这些缺点,人们开发了掺有交联剂铬制成的铬肠线。铬肠线可增加羊肠线的抗张强度和延长维持应力时间,可达 14～21 天。传统穴位埋线疗法多以此作为埋线间隔时间的依据。

(4)应用注意事项:羊肠线在干燥状态下较僵硬,需要用保养液或生理盐水使其保持柔软和弹性,一旦破损容易发生变性和污染。此外,羊肠线的感染和过敏发生率高,尤其是容易产生难以吸收的结节,常常引起病人疑虑,甚至造成医疗纠纷。目前作为埋线材料的羊肠线在临床上已经基本弃用。不同羊肠线临床特点对比表 2-1。

表 2-1 不同羊肠线特性比较

特征	平制肠线	铬肠线
处理	甲醛、明矾	铬盐处理
颜色	淡黄	绿色
强度支撑时间(天)	5～10	14～21
完全吸收时间(天)	56～84	14～80
组织反应性	高	中等

2. 胶原蛋白线

(1)原料与合成:胶原蛋白线是从动物皮肤、软骨、韧带、骨骼中经浸煮、水解等多道工序提炼,再经过加捻和交联作用而制成。

(2)体内降解:胶原通过胶原蛋白酶降解。胶原酶能使胶原降解为片段,然后由两种途径继续降解:一是在体温条件下,这些片段很快自发变性,并被其他酶进一步降解成寡肽或氨基酸,接着被机体重新利用或代谢排出体外;二是这些片段被结缔组织细胞和炎症细胞吞噬,并由溶酶体将它们进一步降解。胶原蛋白线完全吸收时间为 60～90 天。

(3)生物学性能:胶原蛋白具有良好的生物相容性,可降解吸收,无异物反应,并且胶原的抗原性比较低,能够促进细胞的生长,因此广泛用于生物可吸收缝合线。但是,胶原也存在吸收速率易变化的缺点,采用交联试剂,如戊二醛、甲醛对胶原进行交联后,可降低其降解速率,延长降解时间,但不能获得均匀的交联强度,而且通常会引入有毒性的交联试剂,引起不良反应。

(4)注意事项:胶原蛋白线是生物制品,需在保存液(异丙醇)中保存,无保存液时硬度大,脆性高。胶原蛋白可吸收外科缝线植入人体后其有效支撑时间和吸收期的可控性取决于缝线本身胶原蛋白含量和人体不同部位酶的分布比例,因此在应用时需要考虑病情、体质和解剖部位的差别。胶原蛋白线有一定的免疫原性，埋线前需了解既往史及过敏史，有蛋白过敏史者慎用。

3. **聚羟基乙酸线体（PGA）**

（1）**原料与合成**：PGA 分子结构简单规整，均聚物呈结晶状，结晶度为 $40\% \sim 50\%$，熔点为 $225℃$ 左右，只溶于六氟异丙醇等强溶剂。PGA 的制备方法主要以乙醇酸为原料，通过脱水环化反应合成 α-乙交酯（GA）单体，然后在催化剂锑、锌、铅或锡化合物作用下聚合生成。

（2）**体内降解**：PGA 在体内水解成天然存在于生物体内的羟基乙酸单体，然后被组织吸收，代谢终产物经粪、尿、呼吸排出体外。PGA 发生水解时，水分子首先渗入 PGA 非晶区使其溶胀，然后酯键发生水解，大分子链断裂成齐聚物并逐渐脱落溶解。其降解中间产物为乙交酯（GA），最终产物是二氧化碳和水，在人体内可完全降解并充分吸收。PGA 植入人体后 $7 \sim 11$ 天仍具较高强度，$30 \sim 60$ 天后被完全吸收。

（3）**生物学性能**：PGA 线体材料由 PGA 均聚物熔融纺丝加工成高强度的纤维，经多股编织制作而成。PGA 纤维强度较高，延伸度适中，无毒，生物相容性好，组织反应极微弱。

（4）**注意事项**：PGA 作为多股编织的埋线线体，剪切不当容易出现毛头，不易装线。此外，未经涂层加工的 PGA 线体偏软，在推出线体时容易出现卡线现象，所以需要一边推线一边退针。在埋线针退出皮肤之前，要多次按压弹簧至底部，保证线体完全被推出并进入穴位组织内。

4. **聚二氧杂环己酮（PDO）**

（1）**原料与合成**：PDO 是由单体对二氧杂环己酮在适当催化作用下形成。PDO 是一种无色的结晶状聚合物。该原料加工成小粒，进行干燥并通过合适的硬模熔融挤压而成 2 号至 9-0 型号的单丝线。经定向和热处理后，切成所需长度的线段，即可用于微创埋线治疗。

（2）**体内降解**：PDO 材料的吸收是随聚合链的水解及由此导致的分子量降低而发生的，其在体内的降解不需要特殊酶的参与，代谢产物经三羧酸循环后由呼吸道、尿道及粪便排出体外。实验表明，PDO 植入体内 91 天时有吸收现象，至植入后 182 天，此吸收作用达到完全程度。

（3）**生物学性能**：PDO 线只引起极轻微的组织反应，植入 PDO 后 5 天，其周围有少量巨噬细胞和增生的成纤维细胞，而很少发现有中性粒细胞、异物巨细胞、嗜酸性细胞和淋巴细胞。在植入 91 天和以后期间仍未见中性粒细胞，只有巨噬细胞和成纤维细胞存在于植入部位,直至缝线完全吸收。

PDO 具有更好的生物组织相容性、生物降解性以及机械强度。同时,单丝结构在缝线材料上避免了细菌的栖身,减少了引起感染的机会,其分解代谢产物具有抑菌作用,不易出现过敏或产物抗原反应。

(4) 注意事项:PDO 作为埋线线体,反应轻微,安全性较好,用途广泛。但因线体硬度高,在四肢远端和手脚,应慎用 PDO 线,以免影响活动。埋线时要注意方向和深度,以免活动后线体弹出体外。此外,PDO 吸收时间长达半年,埋线时还应注意间隔时间,避免连续两次植入同一穴位。实际应用时,可以选择两组穴位交替使用。由于其刺激时间长,埋线间隔可以稍长。

5. 聚乳酸羟基乙酸线(PGLA)

(1) 原料与合成:PGLA 是由聚乳酸(PLA)和聚羟基乙酸(PGA)按一定配比共聚所得到的一种新型高分子聚合材料。聚乳酸(PLA)和聚羟基乙酸(PGA)是结构最简单、最典型的合成可降解的聚羟基脂肪酸酯。两者的结构通式为[OCH(R)CO]n。当 R 为 CH_3 时为聚乳酸,为 H 时则为聚羟基乙酸。PGA 合成的原料羟基乙酸来源于玉米或甜菜。PLA 的合成原料为乳酸,乳酸在大多数动物体内以游离状态存在。

PGLA 有 3 种聚合方法,分别是乙交酯、丙交酯开环聚合法,三步法制备交替聚乙交酯、丙交酯,直接熔融共聚合成 PLGA。

(2) 体内降解:PGLA 在体内的降解属化学降解,主要是通过酯键的水解来进行。在体内,由于机体组织不停地运动,使材料长期处于动态的应力环境之中,应力作用可以使材料发生机械降解,也加速了 PGLA 材料的体内降解过程。此外,体内的脂质或其他生物化合物可作为增塑剂,促进聚合物对水分的吸收,从而增强了材料的亲水性,加速酯键的水解。

PGLA 在体内可以降解为 PGA 和 PLA,PGA 和 PLA 两者的降解产物与人体代谢产物完全一致,PGA 水解成羟基乙酸单体(GA),可直接从尿中排出。PLA 则首先水解成乳酸单体(LA),在乳酸脱氢酶的作用下氧化为丙酮酸,在体内参与三羧酸循环,最终形成二氧化碳和水,最后经肺呼出和肾脏排出。在 PGLA 的全部降解过程中,中间代谢产物与人体代谢一致,不存在异物反应和排斥反应,因此非常安全。通过调整 GA 和 LA 的聚合比例,可使 PGLA 获得不同的降解时间和性能,PGLA 的吸收周期为 30～90 天。

(3) 生物学性能:PGLA 共聚物不仅具有良好的韧性和具有较高的拉伸强度,而且有良好的生物相容性和生物可降解性,不会对机体产生急慢性毒性反应和细胞毒性反应。植入机体后,无皮内刺激反应和皮肤致敏反应;植入3个月后,组织学反应良好。对人体无毒、无积累,可用于制作医用缝合线、神经导管、组织工程支架等。

(4)注意事项:体内环境因素对PGLA降解的影响很大,如植入组织部位不同的pH值会导致不同降解速度。研究表明,过酸和过碱环境都会使PGLA降解加速。不同穴位酸碱度或者同一穴位不同层次(皮肤、肌肉、脂肪)酸碱度和酶含量是否有差异尚不明确,这些因素有可能影响PGLA的降解速度,从而影响穴位刺激和治疗效应。

此外,为了避免炎症和感染,线体可以进一步功能化,更加有利于糖尿病等易感染病人的临床使用,因此得到了埋线疗法从业者的重视。

6. 新型无色高分子聚合材料

近年来,刺激时间和强度可控的各种功能化埋线材料正在研发之中,特别是以聚酯材料为主研制的新型无色高分子聚合材料,安全性较好,用途广泛,吸收时间适中,线体柔韧性好,病人疼痛感明显降低。由于安全性高,线体刺激温和,基本无过敏反应。该材料在治疗疾病时不仅应用于常规部位,甚至可以用于面部、手脚等敏感部位。分别适用于常规穴位治疗和透穴治疗的PGLA见图2-3。

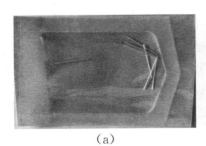 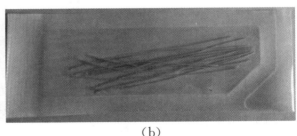

(a)　　　　　　　　　　　　　(b)

图2-3　高分子聚合材料线

注:(a)适用于常规穴位治疗的PGLA(1.3 cm);(b)适用于透穴治疗的PGLA(5 cm)

微创埋线疗法由于引入了新型高分子聚合生物可降解材料,而且刺激可控、处方规范、不强调变化多端的手法,相对于针刺治疗而言,大大减少了多次操作之间的误差,对于某些疗效确切的疾病,有望做到产品标准化和技术操作规范化,从而为实现疗效的重现性奠定基础。因此,微创埋线材料的进步,对针灸医学的临床推广和基础研究都具有重要意义。不同埋线材料性能与特征比较见表2-2。医用缝合线的编号与直径对照见表2-3。

表 2-2 不同埋线材料性能与特征比较

材料	羊肠线	胶原蛋白线	PGA	PDO	PGLA
材料成分	羊肠蛋白,多含金属铬	动物骨胶原	聚羟基乙酸	聚二氧杂环己酮	天然提取,高分子聚合物
材料外观	淡黄色或绿色	无色	紫色	紫色	白色
刺激强度	非常硬,反应强	硬,反应强	软	较硬,强	刺激
吸收时间	吸收时间不恒定	60~90 天	30~60 天	183 天	30~90 天
治疗频率	每 2 周治疗 1 次	每 2 周治疗 1 次	每周治疗 1 次	每 2 周治疗 1 次	每周或每 2 周治疗 1 次
局部反应	排异、感染、结节	偶见 排异、感染、结节	较少	较少,偶见结节	未见
降解途径	由蛋白酶降解为氨基酸	由蛋白酶降解为氨基酸	由水解酶降解为 CO_2 和 H_2O	由水解酶降解为 CO_2 和 H_2O	由水解酶降解为 CO_2 和 H_2O

表 2-3 缝线和编号对照

欧洲(米制)编号	美国编号	中国编号	最小直径(mm)
4.0	1	10	0.40
3.5	0	7	0.35
3.0	2-0	4	0.30
2.5	2-0/T	4	0.25
2.0	3-0	1	0.20
1.5	4-0	0	0.15
1.0	5-0	3-0	0.10
0.7	6-0		0.07

注:在欧洲,缝线的型号是按照米制来编号,常见缝线由粗到细命名为 4.0、3.5、3.0、2.5、2.0 等,其最小直径分别是 0.40 mm、0.35 mm、0.30 mm、0.25 mm、0.20 mm 等;按照美国的编号(USP),这些线分别命名为 1、0、2-0、2-0/T、3-0 等;按照中国编号,则分别命名为 10 号线、7 号线、4 号线(2-0 和 2-0/T 均为 4 号线)、1 号线等。

(郑志清 郭国英)

第三章
微创埋线技术规范化操作

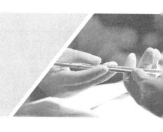

　　微创埋线技术规范化操作包括器械和材料的规范化使用、操作流程的规范化和微创埋线方式的规范化。广义上来说，还应该包括不同疾病埋线治疗的规范化。2008年，中国针灸学会编制了穴位埋线操作的国家标准（GB/T 21709.102008《针灸技术操作规范：第10部分》）。但是，这个标准仍然是立足于传统埋线术式的基础之上的，已经远远不能满足目前埋线发展的需要。此后，《上海针灸杂志》刊登了《微创埋线技术操作规范》（《上海针灸杂志》，2012，31(1)：69)，首次基于新型一次性埋线针具和目前常用的高分子线体材料对微创埋线的适应证、禁忌证、操作步骤和注意事项进行了规范，使从事微创埋线的医务人员在开展埋线方面有了基本的依据。

　　操作规范的提出，一方面有利于促进埋线疗法的发展与推广，另一方面可以从各个环节制定有效的安全管理措施，减少不良反应的发生，因此对于临床开展埋线治疗有着重要的意义。

第一节　微创埋线操作程序

一、适应证与禁忌证

　　1. 适应证　微创埋线疗法的适用范围非常广泛，凡是针灸治疗的适应证大部分都可采用本法治疗。

　　2. 禁忌证

　　（1）全身发热或感染、各种严重性疾病、过敏性体质、肝肾功能不全及传染病病人。

（2）明显的出凝血时间延长或血小板减少、血友病及出血倾向者。

（3）严重糖尿病、心脏器质或功能疾病。

（4）严重精神疾病或不合作病人。

（5）剧烈运动、酒后、过饱和过饥病人。

（6）严重水肿病人。

二、术前准备

1. **熟悉病史**　埋线治疗前应详细了解病情，根据具体条件和病情进行相关辅助检查，做出诊断。同时要了解询问药物过敏史，是否为过敏体质。

2. **术前谈话**　术前向病人详细介绍本疗法的治疗特色和疗效特点，交待埋线过程以及注意事项。相对针灸针而言，由于埋线针比较粗，加之微创埋线一般不用局部麻醉，病人往往有恐惧心理。这时需要向病人耐心解释，消除病人的紧张和怀疑心理，积极配合治疗。

3. **知情同意**　向病人或家属讲明埋线的目的、必要性、埋线过程及可能出现的不良反应和意外情况，征得病人或家属同意，并在知情同意书上签字。

4. **术者准备**　术者在进行埋线操作前必须洗手，用清洁剂认真揉搓掌心、指缝、手背、手指关节、指腹、指尖、拇指、腕部，时间不少于 10 秒，流动水洗净。进入治疗室换好衣服，并戴好手套、帽子、口罩。

三、术中操作

1. **体位**　微创埋线常用的体位一般为仰卧位和俯卧位（图 3-1）。仰卧位适宜取头、面、胸、腹部腧穴和上、下肢部分腧穴，俯卧位适宜取头、项、脊背、腰部腧穴和下肢背侧及上肢部分腧穴。根据需要也可以采用侧卧位、坐位等体位进行埋线治疗。

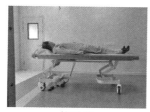 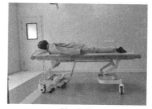 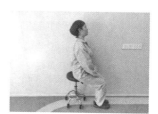

仰卧位　　　　　　　　俯卧位　　　　　　　　坐位

图 3-1　微创埋线常用的 3 种体位

2. 定穴消毒　进行埋线操作时,首先用记号笔对埋线部位进行定位,用2%碘酊消毒施术部位皮肤,以进针点为中心,用螺旋形动作从中心向外旋转涂擦2次,直径应在2 cm以上。然后用70%乙醇脱碘,范围要大于碘酊消毒面积,待干后方可埋线(也可用碘伏直接消毒后埋线)。

3. 具体操作步骤

(1)检查:准备针具和线体。用右手拇指和示指、中指捏住针柄,示指反复压下弹簧几次,检查针管针芯配合状态。

(2)装线:在弹簧处于自然状态下,用小镊子取一段埋线材料,置于埋线针针管的前端,用镊子将线体轻轻推入针管。注意:除了采用U线法(对折埋线)外,线体一定要完全置入针内,不可露在针尖外面。

(3)进针:根据进针部位不同,左手拇指、示指绷紧或提起进针部位皮肤,右手拇指和示指、中指捏持针柄,迅速用腕力将针刺入皮下,并深入穴位适宜深度。

(4)植线:右手示指轻轻推动针芯,将线体完全植入穴位内;同时拇指和中指捏持针柄轻轻退出针体,重复压下弹簧2~3次,确保线体完全推出。

(5)出针:缓缓退针,将针尖退出皮肤,立即用干棉棒或消毒纱布压迫针孔片刻。

(6)敷贴:确认针眼不再出血时,在针孔处贴敷医用胶贴。

微创埋线具体操作步骤见图3-2。

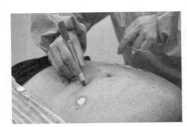
定穴

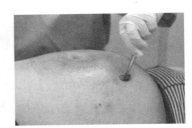
消毒

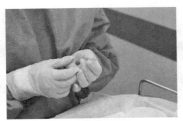
检查

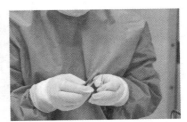
装线

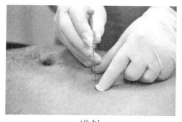
进针

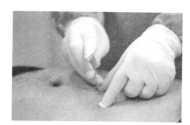
植线

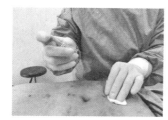
出针

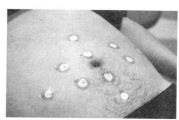
敷贴

图 3-2　微创埋线操作步骤

4. 操作中的注意事项

（1）四肢末端由于组织较少，埋线比较困难，尽量不要埋线。如果难以避免，则选用短而细的线体。另外，对于解剖结构复杂、肌腱较多部位的穴位（如内关），埋线时也要慎重，尽量使用较短和相对柔软的线体，以不影响局部活动为度。

（2）埋线时线体不可植入关节腔、脊髓腔，注意避开大的血管和神经干，以免损伤血管和神经。

（3）若遇病人紧张、肌肉绷紧、起针困难时，应轻轻敲击穴位周围，待病人放松时拔出。棉签按压数秒至几分钟，并用棉球和胶布贴住针孔。

（4）由于操作不当线体未能完全植入皮下时，应立即用镊子取出线体，重新埋线。

（5）多次尝试放入线体，线体前端可能变得毛糙，难以将线体置入针体前端，此时可以用无菌剪剪去线体前端膨大部分 1~2 mm，然后再置入针管中。

（6）当推针芯遇到阻力时，不可强推，应该反复用示指上下弹压几次，再轻轻推出线体。

（7）出针时，左手准备好棉签，用于出针后按压针孔。右手示指、中指和拇指捏住针柄两侧,轻轻退出皮肤即可。

(8) 全程注意无菌操作,防止污染针体。

(9) 治疗时,已开封线体应该一次性用完,剩余线体应丢弃。

(10) 线体应存放在阴凉干燥处。如需长期保存,应置于 4℃ 冰箱内冷藏。

四、术后处理

1. 术后休息　埋线操作完毕后,应让病人在床上稍微休息 5~10 min,询问病人的感觉,有无疼痛、头晕、恶心等不适。如有不适,应予以及时处理。发生晕针时,应立即让病人平卧,给予少量饮水或糖水,待病人感觉恢复正常时再离开治疗室。

2. 术后告知　告知病人埋线后的注意事项,包括埋线后局部疼痛、酸胀的感觉和持续时间,可能出现的红、肿、热、痛等反应,以及出现反应时应该采取的措施等。

3. 术后针具与线体处理　将使用后的一次性埋线针收集到利器盒中,当利器盒盛满至容积的 70% 时,应封闭利器盒。剩余的线体材料应该做丢弃处理,不可保存至下次使用或用于下一个病人。

(李　璟　周艳丽)

第二节　微创埋线的进针手法和植线技术

微创埋线进针手法一般包括进针方向、层次深度和植线技术。进针方向一般根据经脉循行方向、腧穴分布部位和组织结构等情况而定。微创埋线进针深度主要以埋线部位所在部位的特点需要而定。植线技术除了要考虑埋线部位的特点外,还与体质和不同病症有关。例如,腹部主要采用垂直进针法,四肢可以采用直刺或斜刺进针法,皮肤表浅部位采用提捏进针法,背腰部(T10 水平)以上必须用提捏进针法。对于软组织损伤造成的疼痛,一般采用斜刺进针法,从痛点外 2~3 cm 的地方向痛点斜向刺入。胸背部位应该提捏起局部皮肤进针,以免损伤内脏。

对于关节疼痛,首先在病变周围寻找压痛点或条索状结节,然后向关节方向斜向刺入。值得注意的是,微创埋线治疗发挥持续作用的是材料的刺激。但不可将材料注入关节腔内,因为关节腔内的材料难以吸收,有可能加剧关节疼痛。

一、进针技术

1. **垂直进针法** 适用于腹部穴位和四肢穴位。左手示指和中指绷紧穴区皮肤,右手持针柄,迅速刺入皮下,然后缓缓刺入一定深度,边推线边退针,将线体留置在穴位内(图3-3)。

技巧:进针需要"一快两慢",即用腕力快速进针,透皮要快,慢慢深入,慢慢出针。

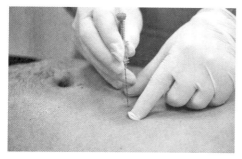

图3-3　垂直进针法

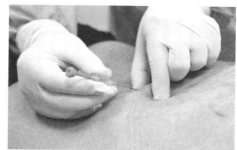

图3-4　提捏进针法

2. **提捏进针法** 适用于背俞穴和皮肤较薄的部位。左手拇指、示指稍用力捏起穴位处皮肤,右手持针横向刺入(图3-4)。

技巧:①进针点要选择在穴位点旁开1～2cm,进针后针尖到达穴位点下方,也就是线体需要埋植的地方。如果从穴位点进针,植入的线体将偏离穴位。②该针法适合大多数危险区域的穴位,除了提高安全性外,还可以分散针刺时的疼痛,减少病人痛苦。

3. **斜刺进针法** 适用于大部分穴位。用左手拇指和示指固定穴位处皮肤,选择在穴位点旁开1～2cm进针。将针斜刺入穴位,针与皮肤呈30°～45°,用于迎随补泻或刺向病所(图3-5)。

技巧:左手固定穴位处皮肤非常重要,可以提高进针速度。另外,斜刺进针法不太适合羊肠线、胶原蛋白线和PDO

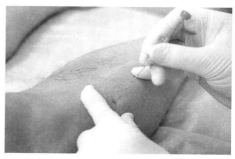

图3-5　斜刺进针法

线这类较硬的线体,当沿经络斜刺进针时,随着病人肢体活动,线体可能沿肌纤维方向移动。

二、植线技术

1. **垂直植线法** 垂直植线法是最常用的埋线方法。根据穴位解剖,将针垂直刺入一定深度或取得针感后,边推针芯,边退针管,将线体垂直留置在穴位内(图3-6)。

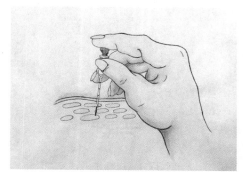

图3-6 垂直植线法示意图

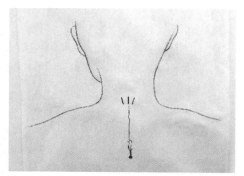

图3-7 一针多线法示意图

2. **一针多线法** 将多根线体依次放入针管内(一般2~3根),将针刺入皮肤到达一定部位后,推出一根线体,然后稍稍退针,再沿另一角度刺入一定深度,推出第二根线体,同法植入第三根线体。此法多用于小面积痹症(图3-7)。

3. **皮下扫散植线法** 确定痛点或穴位后,在距穴位2~3 cm处进针,方向刺向痛点或穴位,使针停留在皮下,切勿过深;然后手持针柄在皮下摆动数次,可迅速止痛,待疼痛缓解后,植入线体。适用于局限性痛症(图3-8)。

4. **三部植线法(浮中沉)** 为了扩大刺激面和更有效地激动经气,可以将埋线部位根据深浅分为浮、中、沉三部。首先将3段线体装入针内,然后将针刺入最底部,将第1段植入底部,为"沉";提针到穴位中部,植入第2段线体,为"中";再继续提针到皮下肌层部位,再将第3段线体植入,为"浮"。最后退出埋线针,按压针孔(图3-9)。

浮、中、沉三部植线法,具有一穴多能、刺激面大和有效激动经气的作用,可以缓解局部组织酸胀疼痛,此法特别适用于四肢肌肉丰厚部位的穴位,如环跳、承扶和风市等穴位。

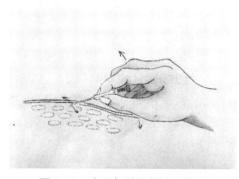

图3-8　皮下扫散植线法示意图

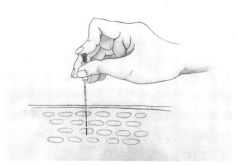

图3-9　三部植线法示意图

5. 透穴植线法　类似于透穴针法,多用于相邻穴位埋线。首先将一根较长的线体或两根线体放入针体,穴位消毒后,从一个穴位处进针,刺向另一穴位。到达目的位置或得气后,逐渐推出线体并缓缓退出针管,分别将2个线体留在2个穴位处(图3-10)。此法可用于相邻背俞穴的埋线,但必须注意控制深度,最好结合提捏进针法进行操作。

6. 围线法　对于部位固定的痹症,可以从痹症位置周围不同的角度进针植线,进针方向均指向痹症中心,植入多根线体(图3-11)。也常用于黄褐斑、白癜风和带状疱疹后遗神经痛等疾病。

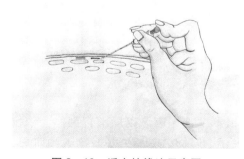

图3-10　透穴植线法示意图

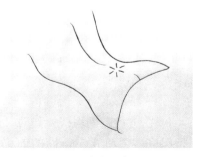

图3-11　围线法示意图

7. 排线法　对于面积较大的痹症,可以将多根线体平行植入相应部位,线体可以位于同一层次,加强对病变部位的刺激作用(图3-12)。

8. **对折植线法** 选用3~5 cm的线体,由前向后穿入一次性弹簧埋线针针尖,并用镊子轻轻推进1~2 cm,针尖外保留1~3 cm线体,然后向针座方向轻轻折弯针尖处缝线。进针时固定病人体位,找准穴位,医者以左手绷紧皮肤或提起皮肤,右手持一次性埋线针,压弯在针头处的缝线并快速刺入皮肤,然后缓慢进针直至理想深度。退针时,右手拇指、示指捏住一次性埋线针针座,小幅度旋转,缓慢提拔;同时用针芯轻轻推抵缝线,边推边退。此时左手示指在皮肤表面轻压向针头,使缝线滞留于穴位中直到埋线针全部拔出。在退出皮肤之前,应多次按压弹簧,确保线体留置在穴位内,再退出皮肤(图3-13)。

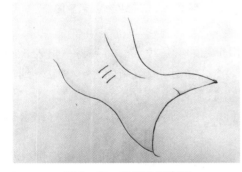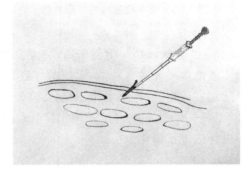

图3-12 排线法示意图　　　　　图3-13 对折植线法示意图

三、埋植深度的确定

线体的埋植深度与疾病病情、解剖部位和治疗目的都有密切关系。在进行微创埋线时,既要考虑治疗的有效性,也要考虑治疗的安全性,这两者都和线体的埋植深度有密切关系。

1. 埋植深度与解剖

1)在进行微创埋线操作时,线体的埋植深度首先应该以局部解剖作为依据,这是保证微创埋线安全性的前提。一般来说,线体应该埋在皮下组织和肌肉之间,肌肉较为丰厚,也可以埋入肌层。

2)对于肌腱较多的穴位(如内关),埋线深度也要慎重。一方面要尽量使用较短和相对柔软的线体,以不影响局部活动为度;另一方面注意不要太深,防止损伤肌腱。

3）有些穴位下方有大的血管和神经，对于这些穴位应该避免深刺，以防伤及血管和神经。由于病人体质不同，解剖学上也会有一定的差异，所以植线深度也不同。对于身体较为肥胖的病人，可以适当地深刺；对于身体较瘦弱的病人，应当控制针刺深度，避免刺入内脏或损伤神经和血管等组织。

2. **埋植深度与病变位置**　病变部位也是线体埋植深度的一个重要依据。对于大部分局限性的痛症，应该首先使针尖到达疼痛部位。如果有软组织的粘连，可以用针尖轻轻拨动局部，然后将线体置于病变部位。

3. **埋植深度与人体体质**　在临床实际操作时，微创埋线还必须结合病人的年龄、体质、病情、腧穴部位、经脉循行深浅、季节时令、医者针法经验和得气的需要等诸多因素做综合考虑。正如《素问·刺要论》指出："刺有浅深，各至其理……深浅不得，反为大贼。"因此，微创埋线进针的深度必须适当。

4. **埋植深度与经络属性**　经络在人体的分布和属性有深浅和属阴属阳的不同。《灵枢·阴阳清浊》所云："刺阴者，深而留之；刺阳者，浅而疾之。"大凡循行于肘臂、腿膝以上部位的经脉较深，故刺之宜深；循行于腕踝、指蹠部位的经脉较浅，故刺之宜浅。进针时得气迅速以及精神紧张、惧怕微创埋线的病人，微创埋线部位应当浅一些；反应迟钝或不宜得气的病人，微创埋线进针应当深一些。

5. **埋线进针的角度、方向和深度有着不可分割的关系**　一般而言，深刺多用直刺，浅刺多用斜刺或平刺。对延髓部、眼区、胸腹部、背腰部的腧穴，由于穴位所在处有重要脏腑、器官，更要掌握好微创埋线进针的角度、方向和深度，以保证微创埋线的安全性。

四、刺激量与疗程选择

1. 微创埋线的作用机制

1）微创埋线的作用主要是通过线体对穴位的持久刺激实现的。与针灸刺激的反复多次作用相比，微创埋线刺激作用具有连续性，主要体现在线体对穴区组织的机械刺激以及由之引起的系列组织修复反应，所以选择适当的线体产生与病情相适宜的刺激是获得最佳疗效、避免不良反应的关键。在实际操作中，为了获得最佳刺激效果，微创埋线要以穴位标准定位为基础，尽量选择压痛点和敏感点进针。

2）微创埋线的作用还包括施术时针刺的刺激。于某些热证或瘀血，埋线的同时还常常采用刺血的方法配合治疗，所以在施术时也可以适当采用增加或减少刺激量的方法。一般来说，微创埋线技术主要根据病人的病情和体质采用恰当的刺激方式和强度,实证、热证、痛证及发作期在施术时可以加大刺激量,为的是在大脑皮质形成强烈的兴奋灶,来抑制、消除和替代病理兴奋灶;对虚证、寒证、体弱和缓解期则采用弱刺激方法,以起扶正补虚的作用。

2. 微创埋线刺激量的调节方式

1) 选择合适的材料:一般来说,羊肠线、胶原蛋白线和 PDO 线等硬度比较大的线体刺激量较大,特别是含有蛋白成分的羊肠线和胶原蛋白线。除了线体硬度产生的刺激外,还有免疫反应产生的刺激。对于需要刺激量小的病人,如失眠或体质虚弱病人,应该选择柔软的线体,如 PGLA 线等。

2) 选择合适的规格:线体的粗细是决定刺激量的另一个因素,临床常用的线体规格包括 1-0,2-0 和 3-0 等线体。线体直径越粗,刺激量就越大。

3) 选择合适的剂量:除了线体材料和规格外,材料的剂量(数量)也是决定刺激量的因素。对于一些需要加大刺激量的部位,可以采用一针多线或平行布线等方式获得更大的刺激量。

3. 疗程　根据线体在体内的分解吸收时间不同,治疗间隔也有所差异。一般生物可降解线体每 1~2 周埋线 1 次,6 次为一疗程。病人症状控制后,应继续埋线 1~3 次以巩固疗效,此时可以适当延长埋线时间间隔。

由于埋线疗法间隔较长,应当对埋线病人进行定期随访,以了解病人埋线后的反应,及时给出处理方案;提醒病人饮食宜忌,嘱咐病人按时治疗;必要时还应该进行长期随访观察。

（卢　文　白春艳）

第三节　微创埋线术后反应及其处理

一、微创埋线治疗中的常见反应

微创埋线治疗往往伴随一系列类似于疾病症状的反应,包括局部酸痛、倦怠乏力、饮食增加或食欲减退、睡眠增多或难以入睡、大便变干或腹泻等,也有的表现为原有症状暂时性加重。经过一段时间的继续治疗,这些症状随着继续治疗又渐渐减轻,同时伴随身体状况的好转和原有疾病的减轻或痊愈,这些反应就是微创埋线治疗的身体反应。

微创埋线治疗中的反应实际上是激发人体的正气,恢复体内阴阳平衡的反应过程,类似内服中药的"瞑眩反应"。微创埋线材料植入穴位后,通过经络传导激发人体自然的抗病能力。当正气被调动和激发后,可能出现正邪相争,通过发汗、排泄等途径排除病邪的生理反应。这些反应实际上是治疗过程中一系列可能出现的伴随疾病减轻或向愈的良性反应。当正气处于绝对优势时,这些反应可以较少较轻,甚至没有任何表现,病人仅有轻微的不适感觉。当正气由不足到逐渐增多,可以与邪气抗衡时,可能出现较大较多的反应,也可以反复出现反应。此时病人可能感到痛苦不适,甚至产生对治疗的疑虑。例如,在应用颈五针进行颈椎病治疗时,病人普遍反映颈部疼痛加重,但是2～3天后逐渐感到病情明显缓解。一些体质虚弱的病人在接受埋线治疗后,往往出现疲劳乏力现象,有些失眠病人则出现嗜睡现象,这都是微创埋线后恢复体内阴阳平衡的反应过程。

(一) 微创埋线治疗全身反应的特征

埋线治疗的全身反应有以下特征:①多为主诉或现病史中未提到的症状;②症状出现是一过性的;③伴随症状改善或精神状态的逐渐改善。

(二) 微创埋线治疗常见的全身反应

1. **体力** 经常出现在一些身体比较虚弱,或体力透支的病人,表现为首次埋线后乏力懒言,不愿活动,但经一段时间治疗后困倦乏力感消失。另有部分体质健壮病人经治疗后,精力旺盛,体轻身健,即便睡眠不多白天也精神旺盛。

2. **睡眠** 有些病人在微创埋线治疗后,睡眠当天改善,即在感受到乏力的同时,可以迅速入睡,睡眠时间明显延长。可能与平素工作紧张、压力较大、睡眠较少有关。当睡眠调整后,身心都有明显恢复。

对于一些体质偏阴虚的病人,埋线后反应表现为兴奋、睡眠减少、烦躁,甚至不知如何是好,甚至整夜不睡也不困,但第二天仍然觉得很精神,并不疲劳。此类反应经继续治疗后兴奋消失,可以进入正常的睡眠状态。

3. **饮食改变** 对于一些平素饮食不节、伴有肥胖的人来说,选择某些穴位微创埋线后往往会出现食欲减少;而对于一些食欲比较差的病人,或伴有胃病的病人,可能出现食欲增加。值得注意的是,某些一直采用节食的肥胖病人,在进行微创埋线后,可能出现一过性食欲增加,这是机体对非正常减肥方式的反应。

4. **排泄** 在治疗过程中出现大便次数一过性的增加或减少,或者大便性状的改变。曾有便秘病人,治疗后出现一过性便秘严重,然后排出大量粪便。还有病人大便从正常状态一过性变为黏滞状,或暂时性腹泻。这些反应都是一过性的,应该继续埋线治疗,一般无须采用抗生素治疗。

5. 感冒症状 如果病人属于寒性体质,埋线治疗时间比较长,可能在治疗过程中出现感冒症状。许多病人此时往往自行中断治疗,服用感冒药物和抗生素,实际上可能阻碍机体正常的抗病过程。治疗中的感冒症状实际上是正气逐渐恢复,机体正邪相争驱寒邪,寒邪经表而解的表现。区别是新发感冒还是排病反应的感冒症状的要点在于是否有受寒病史。

6. 月经延后或暂时停止 有些病人在接受埋线治疗后出现月经延后现象,甚至闭经,或月经量色质的改变,这也可能是身体的一过性调整过程。当继续治疗或停止治疗后,月经会重新恢复正常。

7. 其他反应 除了上述反应外,治疗过程中还可能出现原有症状的一过性加重、一过性水肿等。

应该正确认识埋线过程中出现的反应,包括对病人的教育,不要当作新增症状进行画蛇添足的药物治疗,或因为反应而中止治疗。及时或预先对病人进行告知是非常必要的。

埋线后的全身反应是除了症状改善之外的一些反应,这些反应的出现表明机体的抗病能力正在增强。如果没有出现反应,除了病邪轻浅、体质较强外,有可能是体质非常虚弱的表现。所以反应的有无,关系到治疗过程中机体对治疗能否正确应答和效果是否能够出现,既得效果能否巩固。如果长时间治疗既没有症状改善,也没有"排病反应"出现,应该考虑治疗方式是否正确,或考虑与药物联合治疗。

二、微创埋线术后罕见反应及其处理

微创埋线治疗和其他介入治疗一样可能会出现一些罕见反应。这些反应有可能是病人体质造成的,也可能与操作者的手法和经验有关,更多的是因为使用了不当的埋线材料。只要进行及时适当的处理,这些反应多数预后良好。

(一)血肿

1. 症状 埋线后出现少量皮下出血,形成小血肿,早期触之柔软,可有波动感,数天后皮肤可见青紫瘀斑,稍有局部不适。

2. 原因与发生机制　针头刺破血管后,溢出的血液分离周围组织,形成血肿。

3. 处理方式　急性期 24 小时内采用局部冷敷半小时并加压迫包扎,过了急性期可采用热敷。急性期包块较大可以用针筒穿刺抽取积血。如果包块较小的话不需要特殊处理,在 2～3 周内会自然吸收。必要时检测出凝血时间,防止凝血功能障碍。血肿较大时也可以做超声波检查,确定血肿的大小和位置。

(二) 出血

1. 症状　针刺埋线之后,出现血液溢于皮肤之外。

2. 原因与发生机制　人体皮下组织中毛细血管丰富,而埋线针头较粗,难免会刺中一些小的血管,在出针后有少量出血,这是正常现象。如果针刺后血流不止,就要考虑病人自身凝血功能的问题,需要做相关检查。

3. 处理方式　先用酒精消毒出血点,用干棉球按压针孔即可。在头面部进行埋线时按压时间要 3～5 分钟,甚至更长。对于正在服用阿司匹林等抗凝药物或活血化瘀中药的病人,应该慎用埋线。

(三) 感染

1. 症状　埋线处出现疼痛和红肿,以后可逐渐肿大隆起,疼痛范围扩大,可伴有发热等全身症状。

2. 原因与发生机制　埋线发生感染主要的原因就是线体问题。一些羊肠线或含有蛋白成分的材料容易发生机体的排异反应,进而出现感染,自制线体或浸泡过的线体更容易发生。其次是因为操作者消毒不严,操作不当,或者病人在埋线后 24 小时内伤口未得到良好的护理,导致伤口细菌感染。

3. 处理方式　轻微红肿者可局部涂擦复合碘或消炎膏;红肿疼痛较严重者可口服抗生素或静脉滴注抗生素,以控制感染;如局部感染已经化脓,可采用切开引流,每天换药。

(四) 过敏

1. 症状　埋线数日后个别病人对线体过敏,出现局部红肿、瘙痒、发热等。

2. 原因与发生机制　机体对埋线线体刺激的感受性异常敏感,是由免疫机制诱导的超敏反应。

3. 处理方式　服用抗过敏药物等。

(五) 硬结

1. 症状　在埋线治疗后,在埋线的部位出现皮下硬结。

2. 原因与发生机制　由于线体埋植的深度、线体埋植时没有呈线状而是卷曲成团、反复在同一部位埋植、反复刺激等原因导致局部组织水肿、肌纤维受损变形、线体吸收不良而形成局部肿块、硬结。

3. 处理方式　可每日进行按摩,直至硬结消失。也可采用热敷或 TDP 照射;或用艾条针对硬结处悬灸 20~30 分钟;采取针刺法的傍刺、扬刺、围刺的方法,直接针对病人的硬结部位进行针刺或者采用活血化瘀药膏外敷等方法促进硬结吸收,一般在 1~3 个月内可吸收消失。

(六) 脂肪液化

1. 症状

(1) 多发生在埋线后 5~7 天,大部分病人除主诉针眼有较多渗液外,无其他自觉症状。部分病人按压针眼时发现有较多黄色渗液。

(2) 针眼无红肿及压痛,皮下组织无坏死征象。

(3) 渗出液涂片镜检可见大量脂肪滴,连续 3 次培养无细菌生长。

2. 原因与发生机制　体型肥胖者,埋线线体进入脂肪层,未达到筋膜肌肉层,脂肪细胞因针刺损伤发生变性,加之肥厚脂肪组织血液供应较差,埋线后脂肪组织发生无菌性坏死,形成较多渗液。

3. 处理方式　应根据伤口愈合情况及渗液的多少采取不同的治疗方法。若渗液较少,仅需通过局部消毒换药就可使伤口顺利愈合;若渗液较多,伤口不愈合,应及时清除伤口内坏死的脂肪组织,充分引流,并以庆大霉素盐水纱布湿敷,待肉芽组织新生后及时缝合,以缩短愈合时间。还可以用 2% 甲硝唑注射液冲洗后,填塞康复新液纱布条引流,再覆盖无菌纱布,以胶布固定即可,每日 1 次,直至伤口肉芽组织长满后缝合。在治疗期间口服或静滴抗生素预防感染。

4. 预防措施

(1) 对于肥胖病人埋线时,线体宜埋入脂肪下面的筋膜肌肉层,因为筋膜肌肉层血管丰富,埋入线体容易吸收。

(2) 针刺时针体在脂肪层的提插捻转不可太剧烈,以免造成大量脂肪组织破坏。

(3) 消毒严格,术后以红外线照射伤口,保持切口的干燥,有利于预防伤口脂肪液化的形成。

（七）创口不愈合

1. 症状　埋线处发生伤口溃烂，数周甚至数月不愈合，可伴有发热等全身症状。

2. 原因与发生机制

（1）传统的穴位埋线法，例如切口法、结扎法、三角针埋线法和U线法，由于创口比较大，在出现感染后往往导致伤口不愈合。

（2）使用材料不当也是埋线创口不愈合的原因之一，伤口异物残留或病人对线体的过敏反应，导致伤口出现炎症反应，影响伤口愈合。

（3）某些全身性疾病会影响伤口愈合的速度。例如严重糖尿病、恶性肿瘤、肝衰竭以及肾功能不全等全身性疾病，也会影响伤口愈合。

3. 处理方式

（1）一旦病人伤口出现不易愈合的，首先应该进行详细的检查，确定是什么原因导致的伤口不愈合。要避免使用不当的材料或创口比较大的穴位埋线法。

（2）做好伤口清理工作。如果有坏死组织，应该对伤口进行清创；伤口感染严重的，还需要配合促进伤口愈合的药物进行治疗。

（3）糖尿病者，应控制血糖，合理饮食，增加营养，调节情绪，综合治疗，才能更好更快地促进伤口的愈合。

（八）晕针

1. 症状　在针刺过程中病人突然发生头晕目眩、心慌恶心，甚至晕厥的现象。

2. 原因与发生机制

（1）体质原因：临床多见的是体质虚弱、饥饿、疲劳者易发生晕针，其次是过敏体质、血管神经功能不稳定者。

（2）心理原因：初次埋线者，由于缺乏体验，而产生恐惧、畏痛、心情紧张等情绪。

（3）病理原因：平素有自主神经功能紊乱者，特别是有直立性低血压史或神经官能症史者多易发生晕针。

（4）刺激原因：穴位刺激过强，可致晕针，特别是在肢端或者头颈部。

（5）体位原因：以立位及正坐位发生晕针者多见，但也有卧位晕针的。

（6）环境原因：环境和气候因素也可造成晕针，如天气闷热、诊室空气混浊、环境嘈杂等。

3. 处理方式　立即出针停止埋线，让病人平卧，注意保暖，轻者仰卧片刻，给饮温开水或糖水后即可恢复正常；若症状仍未缓解，呼吸微弱者，可考虑配合其他治疗或采用急救措施。

4. 预防措施 初次埋线治疗或精神过度紧张、身体虚弱者,应做好解释,消除对埋线的顾虑,同时选择舒适持久的体位,尽量采用卧位,选穴宜少,手法要轻。若饥饿、疲劳、大渴时,应在进食、休息、饮水后再予埋线。医者在针刺过程中,要随时注意观察病人的神色,询问病人的感觉,一旦有不适等晕针先兆,可及早采取处理措施,防患于未然。

(九) 发热

1. 症状 病人埋线后出现发热,体温升高。

2. 原因与发生机制 埋线伤口感染,或埋线后出现过敏反应、脂肪液化、脏器受损等,易致病人发热。如果伴有一些全身性疾病、体质虚弱病人、埋线选穴过多刺激过重,也容易导致病人埋线后的发热反应。

3. 处理方式 使用抗生素控制感染,补充液体,积极治疗全身性疾病,增强体质,调节情绪。

(刘晓鹄 陈丽容)

[附录] 微创埋线临床治疗参考资料

一、埋线病人初诊记录 详见表3-1。

表3-1 初诊记录表

时间: 年 月 日

一般情况			
姓名		性别	
年龄		职业	
心率	次/分	血压	mm/Hg
主诉			
现病史			

相关检查	
妊娠或处于月经期（女性填写）	是☐　否☐
过敏史	是☐　否☐
口服抗凝药物	是☐　否☐
其他疾病（如有请勾选）	血液疾病☐　严重心肝肾疾病☐　糖尿病☐　精神疾病☐　传染病☐　瘢痕体质☐
诊断	
治疗方案	

医生（签字）：＿＿＿＿＿＿

二、微创埋线病人知情同意书　详见表3-2。

表3-2　微创埋线病人知情同意书

姓名：＿＿＿＿＿　性别：＿＿＿＿＿　年龄：＿＿＿＿＿　联系电话：＿＿＿＿＿

门诊科室：＿＿＿＿＿　目前诊断：＿＿＿＿＿＿＿＿＿

　　微创埋线是一种长效针灸疗法,其原理基于传统针灸理论,是应用现代可吸收高分子聚合材料代替针灸针对穴位进行刺激治疗疾病的方式。微创埋线适用于可以接受针灸治疗的各类人群。

　　由于您的疾病治疗需要,拟行微创埋线治疗。在埋线中及埋线术后可能会出现一些治疗反应,并需要注意一些事项,现告知如下。请您务必仔细阅读有关条款。

一、禁忌证

如果您患有以下疾病,请充分告知医生,不可以进行埋线治疗。

（1）严重心脑血管及肝肾疾病、严重高血压。

（2）严重精神异常、心理障碍、严重血液病。

（3）全身性或手术部位感染、水肿。

（4）目前使用大剂量抗凝药物、大剂量激素药物。

（5）过敏体质、瘢痕体质等。

二、埋线中及埋线后反应

由于微创埋线本身的性质和特点,以及病人的个体差异决定了此项治疗可能出现以下情况。

（1）在微创埋线治疗过程中局部一般会出现酸、麻、胀、痛的感觉,属于正常的穴位刺激反应。

（2）由于个体差异原因，微创埋线治疗期间可能出现晕针、局部出血、血肿、后遗针感等现象，这些现象可随时间自行缓解，一般无需特殊处理，不影响治疗效果。

（3）由于体质等原因可能出现局部硬结、感染、发热、创口不愈合、过敏、渗液等情况，请及时联系主治医师，及时给予适当的处理。

三、微创埋线需要连续多次治疗，每周1次或每2周1次。为取得良好效果，就医者应严格遵照医嘱（含口头医嘱）及就诊流程指南进行治疗。

　　本人已经仔细阅读了知情同意书的全部内容，已经如实将自己的既往病史告诉医生，以便医生正确判断和治疗。本人对于微创埋线手术的禁忌证、医疗风险和注意事项等已经有了明确的认识并表示同意，经慎重考虑，决定接受微创埋线治疗。

病人或法定代理人签字：　　　　　　　　　　　　　　　日期：

医生签字：　　　　　　　　　　　　　　　　　　　　　日期：

三、埋线治疗后的注意事项（表3-3）

表3-3　埋线治疗后注意事项

（1）埋线治疗调理是根据中医针灸原理，应用现代生物医学材料长效刺激经络穴位，发挥全身调理作用。

（2）埋线治疗后不影响日常一般活动，但不要剧烈活动，特别是下肢穴位埋线治疗后。

（3）当天尽量不要洗浴，次日即可除去胶贴洗浴。

（4）埋线治疗后局部出现酸、麻、胀、痛的感觉是正常的刺激调理反应，体质较弱、局部经脉不通者感觉更明显，一般持续时间为3～7天。

（5）由于个体差异原因，埋线治疗局部可能出现轻微红肿、结节或青紫现象，这是正常反应，1～2周可自行缓解，不影响效果。部分患者可能会出现低热，可注意观察，暂不处理，1～2天可恢复正常。

（6）调理6次为1疗程，每1～2周治疗1次，请勿随意间断，否则治疗效应不易积累。

（7）在调理过程中，注意避风寒，调情志，禁食辛辣刺激、海鲜及羊肉等食品。

（8）调理期间预约或咨询，请随时致电：×××××××××××。

四、中医微创类技术相关性感染预防与控制指南（试行）

（一）《中医医疗技术相关性感染预防与控制指南（试行）》的起草说明

1. 起草背景　为加强医院感染的预防和控制，进一步规范中医医疗技术的操作，预防和控制感染事件的发生，提高医疗安全保障，国家中医药管理局会同国家卫生计生委组织有关专家编写了《中医医疗技术相关性感染预防与控制指南（试行）》（以下简称《指南》）。

2. 指南定位 指导各级各类医疗机构开展中医医疗技术的应用,加强感染预防和控制。

3. 组成部分 《指南》依据不同中医医疗技术操作和感染风险进行分类,共包括7个组成部分。

(1)《中医针刺类技术相关性感染预防与控制指南（试行）》。

(2)《中医微创类技术相关性感染预防与控制指南（试行）》。

(3)《中医刮痧类技术相关性感染预防与控制指南（试行）》。

(4)《中医拔罐类技术相关性感染预防与控制指南（试行）》。

(5)《中医敷熨熏浴类技术相关性感染预防与控制指南（试行）》。

(6)《中医灌肠类技术相关性感染预防与控制指南（试行）》。

(7)《中医灸类技术和推拿类技术相关性感染预防与控制指南（试行）》。

4. 主要内容

(1) 适用技术范围:明确了指南所涉及的技术类别和范围。

(2) 管理要求:提出对医疗机构、院感人员、操作人员在管理方面的要求。

(3) 空气通风与消毒:要求室内空气良好,提出接诊呼吸道传染病患者后进行空气消毒的要求和方法。

(4) 物体表面清洁与消毒:诊桌、诊椅、诊床、地面、抹布等清洁要求和方法。

(5) 织物的清洗与消毒:床单(罩)、被套、枕套等直接接触以及被芯、枕芯、褥子、床垫等间接接触患者用品的使用原则和方法。

(6) 手卫生设施:应配备洗手设施及相关图示,保障手卫生。

(7) 无菌操作要求:器具、操作者、患者的无菌要求和方法。

(8) 器具的使用及处理原则:一次性器具和可重复性器具的使用及处理。

(9) 职业暴露的预防与处理:医务人员应注意防范职业暴露危险,伤害后要及时处理并报告。

5. 其他说明 骨伤技术、肛肠科技术(如挂线技术、注射固脱)等在手术室操作的中医医疗技术按照手术相关要求进行管理,未纳入本指南中。

（二）中医微创类技术相关性感染预防与控制指南(试行)

1 适用技术范围 本指南适用于针刀技术、带刃针技术、铍针技术、水针刀技术、刃针技术、钩针技术、长圆针技术、拨针技术、银质针技术及穴位埋线技术等的感染预防与控制。

2 管理要求

2.1 医疗机构必须按照《医院感染管理办法》要求,健全医院感染管理体系及相关规章制度,制定并落实预防与控制中医微创技术相关性感染的工作规范和操作规程,明确相关部门与人员的职责。

2.2 医院感染管理专(兼)职人员,必须对医务人员开展预防与控制中医微创技术相关性感染的知识及技能培训,并承担相关业务技术咨询、指导工作。

2.3 医务人员必须熟练掌握中医微创技术诊疗操作规程,掌握中医微创技术相关性感染的预防要点,落实中医微创技术相关性感染的防控措施。

2.3.1 有明显皮肤感染或者患感冒、流感等呼吸道疾病,以及携带或感染多重耐药菌的医务人员,在未治愈前不应当参加微创治疗。

2.3.2 微创手术参观人员应戴帽子、口罩,人数不应超过5人。

2.4　应教育患者注意个人清洁卫生,建议其微创治疗前沐浴。微创施治部位存在皮肤感染及出血倾向等,不应进行微创治疗。

2.5　医疗机构必须督查中医微创技术相关性感染防控措施的落实情况,持续改进,有效降低感染。

3　微创治疗室环境要求

3.1　微创治疗应参照门诊手术管理,有条件的医疗机构应在门诊手术室进行并符合门诊手术室的管理要求。

3.2　没有门诊手术室的医疗机构应设置独立的微创治疗室,不应与换药室等其他治疗室共用,面积应与诊疗活动相适宜,应划分无菌准备区、治疗区,区域之间要有实际隔断,非医务人员不得进入或穿行无菌准备区。

3.3　无菌准备区应配置手卫生设施及用品、更衣柜、帽子、口罩、无菌手术衣、无菌手套、外科手消毒剂等。治疗区有诊疗床、治疗车、无菌物品存放柜等。

4　空气通风与消毒

4.1　微创治疗室应具备良好的通风、采光条件。采用自然通风和(或)机械通风保证诊疗场所的空气流通和换气次数。

4.2　每日诊疗活动前后或接诊呼吸道传染病患者后应进行空气消毒,遵循《医院空气净化管理规范》的要求,可采用下列方法之一,并符合相应的要求。

4.2.1　空气消毒器。

4.2.2　紫外线灯照射。

4.2.3　其他合法达标的空气消毒产品。

4.3　不宜常规采用化学喷雾进行空气消毒。

5　物体表面清洁与消毒

5.1　依据《医疗机构环境表面清洁与消毒管理规范》WS/T 512 – 2016 的要求,遵循先清洁、再消毒的原则,采取湿式卫生的方法,抹布等清洁工具使用后应及时清洁与消毒,干燥保存。或采用清洁、消毒"一步法"完成的产品,如消毒湿巾。环境要求达到干净、干燥、无尘、无污垢、无碎屑、无异味。

5.2　微创治疗室的桌、椅、床、地面等无明显污染时采用清水清洁为主,每天≥2 次。全天诊疗活动结束后,在清洁的基础上实施消毒。发生血液、体液、排泄物、分泌物等污染时应先采用可吸附的材料将其清除,再采用有效氯 400～700 mg/L 的含氯消毒液擦拭,作用 30 分钟。

6　织物的清洗与消毒

6.1　床单(罩)、被套、枕套等直接接触患者的用品应每人次更换,亦可选择使用一次性床单。被血液、体液、分泌物、排泄物等污染时应立即更换。

6.2　被芯、枕芯、褥子、床垫等间接接触患者的床上用品,应定期清洗与消毒;被污染时应及时更换、清洗与消毒。

7　手卫生设施

7.1　应配备洗手设施、手卫生及干手物品,包括流动水、非手触式水龙头、洗手皂液、免洗手消毒剂等,宜使用一次性包装的洗手液,重复灌装的洗手液容器,应每周清洁与消毒。

7.2　应配备洗手流程图及说明图,干手用品宜使用一次性干手纸巾。

7.3 医务人员洗手与手消毒,以及手卫生用品应符合《医务人员手卫生规范》WS/T 313 的要求。

8 无菌操作要求

8.1 检查诊疗器械、微创针具、埋线器具包装等物品的包装,确保完整无破损,在有效限期内。无菌包装不应过早打开以防污染,开包超过 4 小时不应继续使用。

8.2 实施手卫生,实施洗手及手消毒。

8.3 医务人员应当戴帽子、外科口罩、无菌手套,穿无菌手术衣。施治部位应铺大小适宜的无菌单。

8.4 皮肤消毒可选用下列方法之一。

8.4.1 浸有碘伏消毒液原液的无菌棉球擦拭 2 遍。

8.4.2 碘酊原液擦拭 2 遍,作用 1～3 分钟稍干后用 70％～80％乙醇脱碘。

8.4.3 有效含量≥2 g/L 氯己定- 70％乙醇溶液擦拭 2 遍。

8.4.4 其他合法、有效的皮肤消毒产品,遵循说明书使用。

8.5 皮肤消毒范围:以穿刺部位为中心,由内向外缓慢旋转,逐步涂擦,共 2 次,消毒皮肤范围直径应≥15 cm。

8.6 遵循微创诊疗操作规范,尽量减少创伤及出血。

8.7 微创治疗结束后清理创口的血渍,按压数分钟止血,应使用无菌敷料覆盖,并且叮嘱患者采取避免沾水等预防感染措施。

9 微创器具的使用及处理原则

9.1 微创器具包括特殊针具如针刀、带刃针、铍针、水针刀、刃针、钩针、长圆针、拨针、松解针、银质针、一次性埋线针等(以下统称微创针具)以及羊肠线、生物蛋白线等埋线器具。

9.2 微创针具以及羊肠线、生物蛋白线等进入皮下组织,或筋膜、肌腱等无菌部位,进行切割、剥离、松解等有创操作,或有异物的植入,均伴有不同程度的出血、损伤,属于感染高风险操作。

9.3 微创治疗中使用的医疗器械、微创器具、敷料等医疗用品必须达到灭菌水平。

9.4 一次性微创针具、羊肠线、生物蛋白线等应使用符合相关标准要求的产品,必须一人一用一废弃。遵照《医疗废物管理条例》规定,按损伤性医疗废物处理,直接放入利器盒,集中处置,严禁重复使用。

9.5 可重复使用的微创针具,应遵照《医疗机构消毒技术规范》WS/T 367 要求,严格一人一用一灭菌,并遵循"清洗-修针-整理-灭菌-无菌保存"程序处理。

10 可重复使用微创针具的处理流程

10.1 清洗

10.1.1 超声波清洗器清洗

10.1.1.1 冲洗:将微创针具放置篮筐内,于流动水下冲洗,初步去除污染物。

10.1.1.2 洗涤:清洗器内注入洗涤用水,根据污染程度使用医用清洁剂(或含酶洗液),水温应<45℃,将微创针具篮筐放置清洗器内浸没在水面上。超声清洗时间宜 3～5 分钟。可根据污染情况适当延长清洗时间,不宜超过 10 分钟。

10.1.1.3 漂洗:将微创针具篮框整体端出并用流动水冲洗,滤干水分。

10.1.1.4 超声清洗操作应遵循生产厂家的使用说明或指导手册。

10.1.2 手工清洗

10.1.2.1 冲洗:将微创针具放置篮筐内,于流动水下冲洗,初步去除污染物。

10.1.2.2 洗涤:将微创针具篮筐完全浸没于医用清洁剂中,水温宜为 15～30℃,浸泡时间和医用清洁剂使用液浓度参考生产厂家使用说明书。浸泡后再用长把毛刷反复刷洗或擦洗针体,达到洗涤目的。

10.1.2.3 漂洗:用流动水冲洗干净,滤干水分。

10.2 修针

10.2.1 用 75%乙醇棉球包裹针具沿针柄至针尖方向单向反复擦拭,去除残存的污渍,将轻微弯曲的针具捋直。

10.2.2 严重弯曲变形、针尖有倒钩或毛刺的针具应废弃不再使用,作为损伤性医疗废物直接放入利器盒。

10.3 整理

将修针后的针具按照规格大小分类,整齐插入置于硬质容器中的纱布棉垫上或塑封包装或有封口的玻璃针管中,玻璃针管内置棉垫保护针尖。

10.4 压力蒸汽灭菌法

10.4.1 将整理包装后的微创针具遵照《医院消毒供应中心:清洗消毒及灭菌技术操作规范》WS 310.2 进行压力蒸汽灭菌后无菌保存备用。

10.4.2 微创针具盛放容器不得使用普通不锈钢或铝制饭盒替代。有侧孔的不锈钢盒可以作为针具容器,但应外层布巾包装并符合《医院消毒供应中心:清洗消毒及灭菌技术操作规范》WS 310.2 灭菌包装要求。

10.4.3 包装容器及内衬纱布棉垫一用一清洗,衬垫发黄变硬有色斑等应及时更换,不得再用。

10.4.4 灭菌后的微创针具有效期为:塑封包装 180 天;封口玻璃管、有侧孔的不锈钢容器外层布巾包装 7 天;开包使用后 4 小时内有效;开包后未用完或未开包过期者应重新灭菌后使用。

11 职业暴露的预防与处理

11.1 医务人员应遵循标准预防的原则,微创诊疗中正确使用防护用品,熟知利器伤害事件处理报告流程等。

11.2 微创针具清洗消毒防护要点。

11.2.1 微创针具清洗、修针、整理过程易于发生液体喷溅、针刺伤害等,应注意防范职业暴露风险,穿戴防水围裙、护目镜、手套等防护用品。

11.2.2 清洗过程中应持器械操作,整筐拿取,严禁徒手抓取针具。

11.2.3 修针应先持镊物钳将针尖方向整理一致,并使针具充分散开,避免拿取时刺伤。

11.2.4 整理针具插入衬垫时,应整齐排列,方向一致。

11.3 针刺伤处理及报告。

11.3.1 在微创诊疗或针具清洗消毒过程中一旦发生针刺伤害,立即使用皂液和流动清水反复冲洗伤口,尽可能挤出伤口处的血液,用 75%乙醇或 0.5%碘伏对伤口进行消毒处理。

11.3.2 按照本机构内医务人员针刺伤处理流程报告有关部门。

五、上海 2012 年公布的微创埋线临床操作规范

上海针灸杂志 2012 年 1 月第 31 卷第 1 期

文章编号:1005 - 0957(2012)01 - 0069 - 01

·针灸器械·

微创埋线临床操作规范

孙文善

(复旦大学附属上海第五人民医院中医科,上海　200031)

【关键词】　针刺疗法;埋线;针灸器械

【中图分类号】　R245.33　　　　【文献标志码】　B

DOI:10.3969/j.issn.1005 - 0957.2012.01.069

微创埋线技术是应用一次性微创器械将 PGLA 等生物可降解材料埋植入人体特定部位或穴位,通过线体对局部或经穴的长期作用进行治疗的一种针灸治疗技术。

1　器械

针具为一次性埋线针,直径为 0.7～0.9 mm,针体长度为 4～5 cm。材料为 PGLA 生物可吸收线体,规格为 1/0～3/0,长度为 1～2 cm。此外,还需要碘伏或 2‰碘酊、乙醇、胶贴、剪刀、镊子、手术器械盘等。

2　操作步骤与要求

2.1　环境要求

设置独立的埋线手术室。埋线手术室大小应该大于 20 m²,其内应大体区分为三区,即一般工作区、清洁区、无菌区。操作室应定期清扫消毒。

2.2　消毒要求

在进行埋线操作前必须洗手,用 2‰碘酊消毒施术部位皮肤,以进针点为中心,用螺旋形动作从中心向外旋转涂擦 2 次,直径应在 2 cm 以上,待碘酊干后,用 70‰乙醇脱碘,范围要大于碘酊消毒面积,待干后方可埋线(也可用碘伏直接消毒后埋线)。

2.3　体位要求

微创埋线常用的体位一般为仰卧位和俯卧位,根据需要也可以采用侧卧位、

坐位等体位进行埋线治疗。

2.4 操作步骤

患者取俯卧或仰卧位,暴露所需埋线部位,用75%乙醇或碘伏消毒局部皮肤。用右手拇指和食指、中指捏住针柄,食指反复压下弹簧几次,检查针管针芯配合状态。在弹簧自然状态下,用小镊子取一段生物可降解线体,置于埋线针针管的前端,用镊子将线体轻轻推入针管。注意线体一定要完全置入针内,不可露在针尖外面。根据进针部位不同,左手拇、食指绷紧或提起进针部位皮肤,右手拇指和食指、中指捏持针柄,迅速用腕力将针刺入皮下,并逐渐到达适宜深度。右手食指轻轻推动针芯至底部,将线体完全推入穴位,同时拇指和中指捏持针柄轻轻退出针体,重复压下针芯2~3次,确保线体完全排出。将针尖退出皮肤,同时立即用干棉棒压迫针孔片刻,并敷医用输液胶贴。操作完毕后,让患者稍微休息5~10 min,即可离开,告知患者埋线后的注意事项。

3 注意事项

①埋线前要向患者详细介绍埋线手术过程以及注意事项,消除患者的紧张和怀疑心理;②线体植入时要防止损伤血管和神经,同时要避开发炎、化脓感染、硬结、斑痕及患皮肤病处;③当推针芯遇到阻力时,不可强推,应该反复用食指上下弹压几次,再轻轻推出线体;④若遇患者紧张,肌肉绷紧,起针困难时,应轻轻敲击穴位周围,待患者放松时拔出;⑤由于操作不当线体未能完全植入皮下时,应立即用镊子取出线体,重新埋线;⑥术后嘱咐24 h不能洗澡,保护创口以免感染;⑦术后患者可能出现皮下血肿瘀血、轻微发热、硬结、轻微疼痛等现象均属正常反应,1~2个星期可以自行消除。

4 禁忌证

①全身发热或感染,各种严重性疾病、过敏性体质、肝肾功能不全及传染病患者;②孕妇、哺乳期妇女、女性月经期;③血友病、血小板减少症及出血倾向患者;④剧烈运动、酒后、过饱和过饥患者不能立即进行埋线。

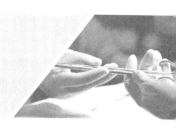

第四章
临床常用部位微创埋线操作指南

第一节 **头部埋线操作**

一、颅部

（一）基本解剖

颅部包括额顶枕区和颞区。额顶枕区由浅入深可分为皮肤、浅筋膜、帽状腱膜与枕额肌、腱膜下疏松结缔组织和颅骨外膜5层（图4-1）。整个帽状腱膜坚韧而致密，与浅层的皮肤、浅筋膜紧密相连，临床上统称为头皮。

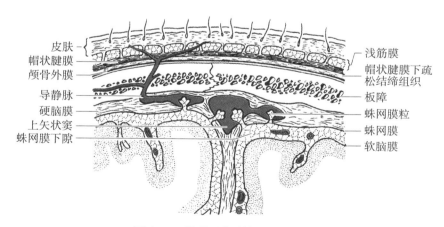

图4-1 颅顶层次结构（冠状切面）

颅部皮肤厚而致密,浅筋膜由致密结缔组织和脂肪组织构成,皮肤与帽状腱膜紧密相连,内有丰富的血管和神经通过。帽状腱膜前连枕额肌的额腹,后连枕额肌的枕腹,两侧逐渐变薄,续于颞筋膜。腱膜下疏松结缔组织是位于帽状腱膜与颅骨外膜之间的薄层疏松结缔组织。颅骨外膜为一层薄而致密的结缔组织膜,借少量结缔组织与颅骨表面相连。

颞区与额顶枕区的层次类似,由浅入深分为皮肤、浅筋膜、颞筋膜、颞肌和颅骨外膜5层,但此处皮肤移动性较大。在浅筋膜内含有耳前组的颞浅动、静脉和耳颞神经,以及耳后组的耳后动、静脉和枕小神经。颞筋膜上方附着于上颞线,向下分浅、深两层,两层间夹有脂肪组织。在颞肌深面有颞深动、静脉和颞深神经。

(二) 埋线操作

1. 埋线针具 一次性埋线针,7号针。

2. 埋线材料 建议高聚线 PGLA、PGA、PDO,线体宜偏细偏硬,3-0 或更细线体,长度 1~2 cm。

3. 埋线方式 大部分头部穴位埋线时,稍稍用拇指和示指用力提捏头部皮肤,方向沿经络循行方向,以平刺为主,进针深度 0.3~0.5 寸,将针身快速刺入腱膜下疏松结缔组织内。

4. 注意事项

(1)头颅部皮肤厚而致密,血管丰富,容易出血,因为此层疏松易形成大的血肿,故出针后应立即按压针孔。另外,因含有大量毛囊、汗腺和皮脂腺等,较易感染,好发疖肿和皮脂腺囊肿,在施行埋线治疗时应注意消毒。

(2)浅筋膜层感染时,炎症渗出物不易扩散,早期即可压迫神经末梢而引起剧烈疼痛。小格内的血管多被周围结缔组织紧密固定,血管不易回缩闭合,故埋线时出血较多,常需压迫较久时间止血。

(3)浅筋膜内的血管和神经多伴行呈辐状走行,由四周基底部向颅顶走行。埋线时,若针尖刺及帽状腱膜,则针感阻力加大;若继续强行进入,则患者感觉疼痛加剧。

(4)部分穴位,如风池、翳风等宜采用直刺,但一定要注意深度。

5. 常用穴位 百会、四神聪、太阳、风池、天柱、上星、神庭、头维等穴位。

二、面部

(一) 基本解剖

面部皮肤薄而柔软,富有弹性,含有丰富的皮脂腺、汗腺和毛囊,浅筋膜由疏松结缔组织构成,内有神经、血管、淋巴管、面肌和腮腺管等结构。面肌较薄弱,起自筋膜或面颅骨,止于皮肤。

面肌多位于眼裂、口裂和鼻孔周围,可分为环行肌和辐射肌两种,前者使孔裂变小,后者使孔开大。血管包括面动、静脉。面动脉起自颈外动脉,经下颌下腺深面,在咬肌止点前缘绕下颌体下缘行向前上,经口角与鼻翼外侧上行至眼内眦。面静脉起自内眦静脉,伴行于面动脉的后方,位置表浅。神经包括三叉神经和面神经。侧面部为腮腺咬肌区,此区由浅入深大致分为皮肤、浅筋膜、浅层血管及神经、腮腺管、腮腺咬肌筋膜、腮腺和穿经腮腺的血管、神经及咬肌等结构(图4-2)。

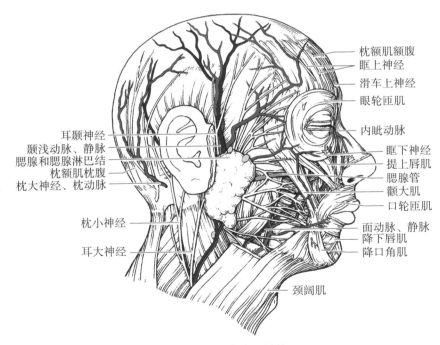

图4-2 面部浅层结构

（二）埋线操作

1. **埋线针具** 一次性埋线针，7号针。

2. **埋线材料** 建议 PGLA、PGA，线体宜偏细软，3-0 或更细线体，长度 1～1.5 cm。

3. **埋线方式** 面部埋线时，用拇指和示指稍稍用力提捏面部皮肤，方向以平刺为主，将针身快速刺入皮下组织内，也可用透穴的方式，进针深度 0.3～0.5 寸。

4. **注意事项**

（1）面部血管丰富，特别是在眼周分布有大量的动、静脉，因此进针一定要注意压迫止血。

（2）在眼周埋线时，要用比较短的线体，或从眶周向外侧进针，否则有可能刺入眶周围动、静脉，导致眼睑部出现皮下淤血。因此，进针时针尖不要紧贴眶周，宜浅不宜深，避免损伤血管。出针时应缓慢退针，并用干棉球按压半分钟，以免出血。

5. **常用穴位** 印堂、攒竹、迎香、四白、大迎、颊车，透穴可以地仓-颊车、大迎-下关等。

（邵水金　孙文善）

第二节　胸腹部

一、胸部

（一）基本解剖

胸部位于颈部和腹部之间，包括胸壁、胸腔及其脏器等。胸前外侧壁的皮肤较薄，其中锁骨下窝、胸骨处和乳头区最薄，胸前外侧壁的浅筋膜与颈部、腹部及上肢的浅筋膜相延续，胸骨前面较薄，其余部分较厚。浅筋膜内含有脂肪组织、胸廓内动脉和肋间后动脉的穿支、胸腹壁静脉、肋间神经的前皮支和外侧皮支、淋巴结和乳房等。

胸壁深层的深筋膜位于浅筋膜的深面，进一步分为浅、深两层。浅层较为薄弱，位于胸大肌和前锯肌的表面；深层贴于胸大肌深面，向上附着于锁骨，向下包绕锁骨下肌和胸小肌。肌层由胸上肢肌和部分腹肌组成。胸上肢肌均起自胸廓外面,止于上肢带或肱骨,主要有胸大肌、胸小肌、锁骨下肌和前锯肌(图4-3)。

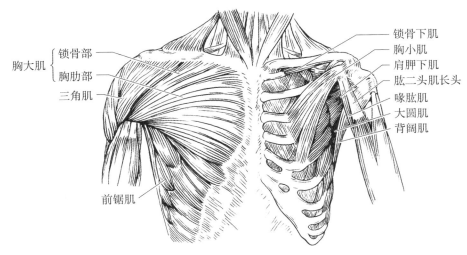

图4-3 胸部及上肢肌分布

肋间隙内有筋膜、肋间肌、血管和神经。胸内筋膜是一层致密的结缔组织膜,衬于胸骨肋和肋间肌的内面。壁胸膜是被覆于胸腔各壁最内面的一层浆膜。胸膜顶高出锁骨内侧1/3上方2～3 cm,胸内筋膜与壁胸膜之间有疏松结缔组织。

(二)埋线操作

1. 埋线针具　一次性埋线针,7号或8号针。

2. 埋线材料　建议PGLA、PGA,线体2-0或3-0,长度1～1.5 cm。

3. 埋线方式

(1)胸壁穴位:提捏埋线法。埋线时,稍稍用力用拇指和示指提捏前胸部皮肤,平刺,沿肋骨方向,将针身快速刺入皮下组织,进针深度0.3～0.5寸,然后边退针边推出线体。

(2)胸骨上任脉穴:提捏埋线法,以向上平刺为主,进针深度0.3～0.5寸。

4. 注意事项

(1)因深部为肺组织,胸部位于肋骨间的穴位在埋线时主要注意掌握埋线的深度和针刺方向。很显然,提捏进针可以减少气胸等不良事件的发生。

(2)肺尖突出胸廓上口达颈根部,故在颈根部穴位针刺时,应注意保护这些结构和器官,以免造成气胸。

（3）胸骨表面的任脉穴位因为胸骨的存在相对安全，这些穴位可以在提捏皮肤后，沿任脉方向刺入埋线。但是，要注意这些部位由于皮肤比较薄，埋线后偶尔出现结节。

5. 常用穴位　天突、膻中、日月、期门。

二、腹部

（一）基本解剖

腹部位于胸部和盆部之间，包括腹壁、腹腔及其脏器等。腹前外侧壁的皮肤较薄，富于弹性，与深部皮下组织连接均较为疏松，易于活动，伸展性较大。腹前外侧壁的浅筋膜主要由脂肪和疏松结缔组织构成，与胸前外侧壁相比脂肪相对较厚。浅筋膜内有肋间后动脉、肋下动脉和腰动脉的分支，还有腹壁浅动脉和旋髂浅动脉、胸腹壁静脉、腹壁浅静脉和旋髂浅静脉，以及第 7～11 对肋间神经、肋下神经、髂腹下神经的前皮支和外侧皮支等。

腹壁深层为深筋膜和肌层。腹前外侧壁的深筋膜共有 4 层，分隔腹前外侧壁 3 层阔肌。位于腹前正中线两侧有腹直肌，该肌被腹直肌鞘所包裹。腹外侧 3 层阔肌由浅入深依次为腹外斜肌、腹内斜肌和腹横肌（图 4 - 4）。动脉主要有 5 对肋间后动脉、肋下动脉、4 对腰动脉、腹壁上动脉、腹壁下动脉和旋髂深动脉，静脉与同名动脉伴行。神经主要为 5 对肋间神经、肋下神经、髂腹下神经和髂腹股沟神经，均斜行于腹内斜肌和腹横肌之间，主要分布于腹前外侧壁肌、下腹部和会阴部皮肤。

（二）埋线操作

1. 埋线针具　一次性埋线针，7 号或 8 号针。

2. 埋线材料　建议 PGLA、PGA，线体 2 - 0 或 3 - 0，长度 1～1.5 cm。

3. 埋线方式　垂直埋线法。埋线时直刺，将埋线针快速刺入皮下组织内，进针深度 0.5～1.5 寸，然后边退针边推出线体。

4. 注意事项

（1）埋线针刺腹直肌处穴位时，针进至壁腹膜前有 3 个阻抗较大之处，即皮肤、腹直肌鞘前层和腹直肌鞘后层，可作为进针时控制深度的参考。

（2）正常解剖情况下，腹部浅层脂肪的厚度为 1 cm 左右，明显肥胖者，其厚度可达到数厘米，埋线深度应相应增加。

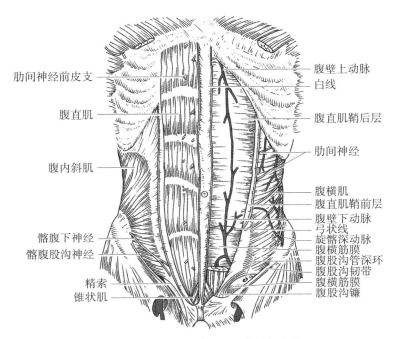

肋间神经前皮支
腹直肌
腹内斜肌
髂腹下神经
髂腹股沟神经
精索
锥状肌

腹壁上动脉
白线
腹直肌鞘后层
肋间神经
腹横肌
腹直肌鞘前层
腹壁下动脉
弓状线
旋髂深动脉
腹横筋膜
腹股沟管深环
腹股沟韧带
腹横筋膜
腹股沟镰

图4-4 腹前外侧壁肌及血管神经分布

（3）上腹部容易出血，宜在埋线后延长按压时间。

（4）上腹部部分穴位，如鸠尾穴等深处有肝、脾、不宜深刺，特别是偏瘦和有肝脾肿大病人。

5. 常用穴位 上脘、中脘、下脘、水分、天枢、大横、气海、关元、中极。

（邵水金 孙文善）

第三节 项背腰骶部

一、项部

（一）基本解剖

项部皮肤厚而致密，移动性小，浅筋膜肥厚而坚韧，含有较多的脂肪。浅筋膜内的浅动脉主要来自枕动脉、颈浅动脉和肩胛背动脉等分支。皮神经为来自颈神经后支的皮支,其中较粗大的有枕大神经和第 3 枕神经。深层的项部深筋膜分为浅、深两层。浅层在后正中线前附着于项韧带和第 7 颈椎棘突,向两侧延伸包绕斜方肌。深层位于斜方肌的深面,包裹夹肌和半棘肌,内侧附于项韧带。项韧带由弹性纤维构成,位于项部正中线上,上方附着于枕外隆凸,下方附着于第 7 颈椎棘突,续于棘上韧带。项部浅层肌有斜方肌、头夹肌、肩胛提肌、菱形肌和上后锯肌,深层肌有竖脊肌、半棘肌和枕下肌群等(图 4 - 5)。

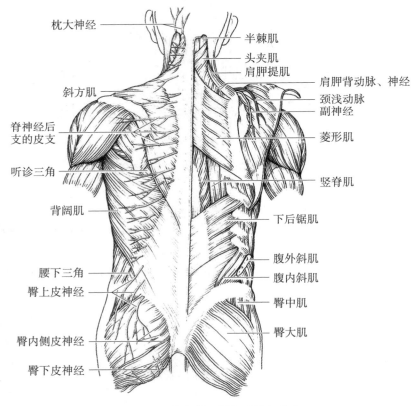

图 4 - 5 背部浅层肌和皮神经分布

(二) 埋线操作

1. 埋线针具   一次性埋线针,7 号或 8 号针。

2. 埋线材料　建议 PGLA、PGA,2－0 线体或 3－0 线体,长度为 1～1.5 cm。

3. 埋线方式

(1) 夹脊穴:垂直埋线法。埋线时直刺,将埋线针快速刺入皮下组织,进针深度 0.5～1.5 寸,埋线后边退针边推出线体。

(2) 大椎穴:大椎穴采用提捏进针法,向上斜刺 0.5～1 寸,植入皮下即可。

4. 注意事项

(1) 项部穴位多用于治疗颈椎病,以颈夹脊 C5～7 和大椎穴使用最多。

(2) 根据项部解剖,夹脊穴直刺非常安全,深刺可达椎板,但注意不可向两侧或中间斜刺。

(3) 项部夹脊穴埋线反应较大,应及时告知患者埋线后的反应。

5. 常用穴位　大椎、颈部夹脊穴。

二、背部

(一) 基本解剖

背部皮肤厚而致密,并以许多结缔组织纤维束与深筋膜相连,故移动性小。浅筋膜较厚,含有较多的脂肪。浅筋膜内的浅动脉来自肋间后动脉、肩胛背动脉和胸背动脉等分支,皮神经主要为胸神经后支的分支。背部深筋膜属于胸腰筋膜的一部分,覆于竖脊肌表面。肌层分浅、深两层。浅层肌又分为斜方肌和背阔肌、菱形肌和上、下后锯肌 3 层(图 4－5)。深层肌为竖脊肌和横突棘肌等。背部血管有肩胛背动脉和颈浅动脉,神经有副神经、胸背神经和肩胛背神经。

(二) 埋线操作

1. 埋线针具　一次性埋线针,7 号或 8 号针。

2. 埋线材料　建议 PGLA、PGA,线体 2－0 或 3－0,长度 1～1.5 cm。

3. 埋线方式

(1) 背俞穴:提捏进针法,可从膀胱经第二侧线附近进针,向脊柱方向斜刺 0.5～0.8 寸,线体置于背俞穴内。

(2) 督脉穴:采用提捏进针法,沿督脉向上斜刺 0.5～1 寸,植入皮下即可。

(3) 夹脊穴:脊后正中线旁开 0.5 寸进针,略斜向正中线方向刺入 0.5～1 寸。

4. 注意事项

(1) 背部的背俞穴不宜直刺,不宜进针过深,免伤内脏,尤其对肺气肿、肝脾肿大者要特别注意。

(2) 背俞穴进针可以采用快速透皮、慢速进针、慢速出针的操作原则。快速透皮可以减轻痛苦,缓慢进针可以在放下提捏的皮肤后,缓慢进针 1～2 mm,得到针感。

(3) 根据背部解剖,在 T10 以上水平深刺比较危险,T10 以下则比较安全,肾俞穴及以下也可以直刺。

5. 常用穴位　督脉穴位、夹脊穴和背俞穴。

三、腰骶部

(一) 基本解剖

腰骶部皮肤、浅筋膜比较厚,浅筋膜含脂肪较多,但骶骨后面的浅筋膜较薄,且缺乏脂肪。浅筋膜内的浅动脉主要有来自腰动脉、臀上动脉、臀下动脉和骶外侧动脉的分支。皮神经有来自腰神经后支、骶神经后支和尾神经后支的分支。深筋膜为胸腰筋膜,分后、中、前 3 层:后层最厚,位于竖脊肌的表面;中层分隔竖脊肌和腰方肌,并与浅层在外侧愈合构成竖脊肌鞘;前层覆盖腰方肌的前面。肌层由浅入深为背阔肌、下后锯肌、竖脊肌、多裂肌、腰方肌和腰大肌等。

(二) 埋线操作

1. 埋线针具　一次性埋线针,7 号或 8 号针。

2. 埋线材料　建议 PGLA、PGA,线体 2 - 0 或 3 - 0,长度 1～1.5 cm。

3. 埋线方式

(1) 背俞穴:垂直进针法,直刺 1.5～3.0 寸,线体置于背俞穴内。

(2) 督脉穴:提捏进针法,沿督脉向上斜刺 0.5～1 寸,植入皮下即可。

(3) 夹脊穴:脊后正中线旁开 0.5 寸进针,略斜刺向正中线方向刺入 0.5～1 寸。

(4) 骶部八髎穴:提捏进针法,沿向上斜刺 0.5～1 寸,植入皮下即可。

4. 注意事项

(1) 腰骶部肌肉比较丰厚,夹脊穴和背俞穴均可以直刺。

(2) 督脉穴不必穿过棘上韧带,沿督脉向上斜刺植入皮下即可。骶部八髎穴也不必追求进入骶后孔。

5. 常用穴位　腰骶部夹脊穴、背俞穴、八髎穴。

（邵水金　孙文善）

第四节　四肢部

一、上肢部

（一）基本解剖

上肢是由骨、骨骼肌、血管、神经以及浅、深筋膜和皮肤形成的具有多层次的鞘状结构，可分为浅、深两层。浅层结构由皮肤和浅筋膜构成，在浅筋膜内有丰富的浅静脉、淋巴管和皮神经。深层结构由深筋膜、骨骼肌、血管、神经和骨构成，并以血管、神经及其行进路径形成了若干重要的局部结构。

臂和前臂前面的皮肤较薄，移动性大，浅筋膜薄而松弛，内含两条重要的浅静脉和多条皮神经。臂部前面的皮神经有臂外侧上、下皮神经，臂内侧皮神经及肋间臂神经。前臂前面有前臂内侧、外侧皮神经。臂部深筋膜包于臂肌表面，向上与三角肌筋膜、胸部筋膜和腋筋膜相续，向下移行于前臂筋膜。筋膜向深部插入，附于肱骨两侧的骨嵴，形成内、外侧肌间隔，将臂部分隔为前、后两区，前区含臂屈肌群、神经和血管等。

臂前群肌包括浅层的肱二头肌和深层的肱肌、喙肱肌，均受肌皮神经支配。

臂和前臂前面的血管主要为肱动脉。肱动脉向上在背阔肌下缘续于腋动脉，在臂部伴正中神经行于肱二头肌内侧沟，肱动脉上段居于正中神经内侧，继则经正中神经的后方转到其外侧，再经肱二头肌腱膜深面至肘窝，在桡骨颈高度分为桡动脉和尺动脉。肱动脉在肘窝位置表浅，能清楚地摸到搏动（图4-6）。

臂后面的深筋膜包绕肱三头肌；前臂后面的深筋膜厚而坚韧，在两侧分别与尺骨和桡骨紧紧地连在一起。臂后群肌仅有一块强大的肱三头肌，受桡神经支配。肱三头肌与肱骨桡神经沟构成桡神经管（肱骨肌管）。

臂和前臂后面及手背的血管包括肱深动脉、骨间后动脉、骨间前动脉、桡动脉、尺动脉的腕背支、腕背动脉弓以及肘关节动脉网。

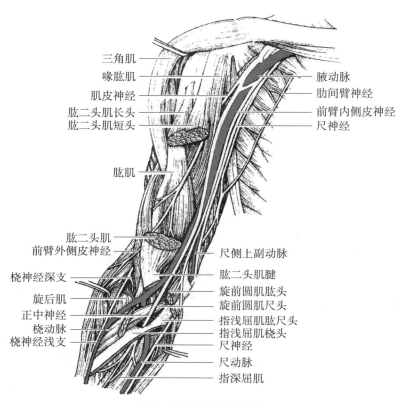

图 4-6　臂前区深层结构

标注（从上到下，左侧）：
三角肌
喙肱肌
肌皮神经
肱二头肌长头
肱二头肌短头
肱肌
肱二头肌
前臂外侧皮神经
桡神经深支
旋后肌
正中神经
桡动脉
桡神经浅支

标注（从上到下，右侧）：
腋动脉
肋间臂神经
前臂内侧皮神经
尺神经
尺侧上副动脉
肱二头肌腱
旋前圆肌肱头
旋前圆肌尺头
指浅屈肌肱尺头
指浅屈肌桡头
尺神经
尺动脉
指深屈肌

（二）埋线操作

1. 埋线针具　一次性埋线针,7 号或 8 号针。

2. 埋线材料　建议 PGLA、PGA,线体 2-0 或 3-0,长度 1~1.5 cm。

3. 埋线方式

（1）上臂部穴:垂直进针法,直刺 0.5~1.0 寸,也可根据治疗需求采用斜刺进针法。

（2）前臂部穴:斜刺进针法,深度 0.5~1.0 寸。

4. 注意事项

（1）前臂常用穴位下面结构有复杂的血管、淋巴管、神经、肌腱,进针时要注意避开,不要刺入太深。

（2）材料不宜太硬太长，以免埋线后影响上肢活动。

（3）上肢腕部、手部许多穴位不宜埋线，可以用皮内针代替。

5. 常用穴位　合谷、后溪、中渚、曲池、外关、内关、支沟。

二、肩部

（一）基本解剖

肩部三角肌区皮肤较厚，浅筋膜较致密，脂肪组织较少。臂外侧上皮神经从三角肌后缘浅出，分布于该区的皮肤。三角肌呈三角形，从前方、后方和外侧包绕肩关节，使肩部呈圆隆状。三角肌深面与肱骨大结节之间有一滑膜囊，称为三角肌下囊，可与肩峰下囊相通。腋神经支配三角肌和小圆肌。

肩胛骨后面的区域为肩胛区，此区的皮肤与致密的浅筋膜紧密相连。覆盖于冈上肌、冈下肌表面的深筋膜比较发达，深层结构有斜方肌、冈上肌、冈下肌、小圆肌和大圆肌。冈上肌、冈下肌、小圆肌和肩胛下肌的肌腱经过肩关节时，与关节囊愈着，围绕肩关节形成一接近环形的腱板，称为肌腱袖。肩峰下囊位于肩峰与冈上肌腱之间的滑膜囊。

（二）埋线操作

1. 埋线针具　一次性埋线针，7 号或 8 号针。

2. 埋线材料　建议 PGLA、PGA，线体 2-0 或 3-0，长度 1～1.5 cm。

3. 埋线方式

（1）三角肌区：垂直进针法，直刺 0.5～1.0 寸，也可根据治疗需求采用斜刺进针法。

（2）肩胛区：斜刺进针法，深度 0.5～0.8 寸。

4. 注意事项

（1）线体材料在关节腔内不易吸收，而且容易造成炎症和疼痛，因此注意不要植入关节腔内。

（2）材料不宜太硬太长，以免埋线后影响肩关节活动。

（3）注意进针方向，避免进针过深损伤肺。

5. 常用穴位　肩井、肩髃、肩髎、秉风、天宗、肩中俞、肩外俞。

三、下肢部

（一）基本解剖

下肢股后区的皮肤较厚，股前内侧区、小腿前内侧区和足背的皮肤较薄。下肢各部的浅筋膜厚薄不一，股前部上界的浅筋膜分为两层，浅层为脂肪层，深层为膜性层，均与腹前壁浅筋膜相续，但膜性层在腹股沟韧带下方一横指处与深筋膜紧密相连。小腿前内侧面和足背浅筋膜只含少量脂肪。

浅筋膜内有皮神经、浅血管、淋巴管和淋巴结等。股前部皮神经包括股外侧皮神经、股中间皮神经、股内侧皮神经、闭孔神经皮支，此外尚有腰丛发出的两小支即髂腹股沟神经和生殖股神经的股支。小腿前面和足背的皮神经包括隐神经和腓浅神经。腓深神经发自腓总神经，于第1、第2跖骨间穿出深筋膜，分布于第1、第2趾相对缘的皮肤。足背外侧皮神经是腓肠神经的终支，经外踝后方转至足背外侧，分布于足背和小趾外侧缘的皮肤。

下肢前面的浅静脉有足背静脉弓，每个趾的内、外侧各有一条趾背静脉，向后行至足背互相吻合形成足背静脉弓（或网），其内侧端移行为大隐静脉，外侧端移行为小隐静脉。

股前部的深层结构为厚而坚韧的深筋膜，称为阔筋膜，包裹在大腿及臀部的表面，并与小腿的深筋膜相延续。股部的肌肉分为前群肌、内侧群肌和后群肌。股前群肌包括缝匠肌、股四头肌。股内侧群肌位于大腿内侧，共有5块，可分浅深两层。浅层由内侧向外侧依次是股薄肌、长收肌和耻骨肌，深层由上向下的排列顺序是短收肌和大收肌（图4-7）。后群为髂腰肌。股前部的血管主要有股动脉、闭孔动脉和股静脉。

股后部浅层有股后皮神经发出分支分布于股后部和腘窝皮肤，在臀沟处发出返支，即臀下皮神经，分布于臀下部皮肤。血管为小隐静脉，穿腘筋膜汇入腘静脉。深筋膜为阔筋膜的一部分，向上与臀部深筋膜，向下与小腿部的深筋膜，向两侧与股前、内侧深筋膜相延续。腘窝部的深筋膜又称腘筋膜。

股后群肌包括股二头肌、半腱肌和半膜肌，它们均由坐骨神经支配。坐骨神经在股后部，沿中线于股二头肌长头的深面下行，通常到达股中、下1/3交界处即分为内侧的胫神经和外侧的腓总神经两终支。在臀大肌下缘与股二头肌长头外侧缘的夹角处，坐骨神经浅面仅有皮肤及筋膜覆盖，为检查坐骨神经压痛点的常

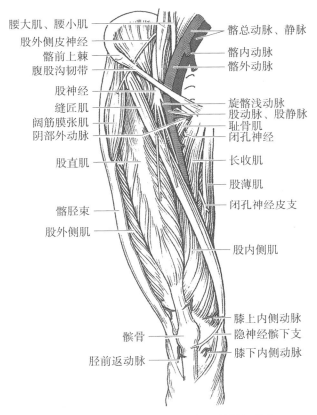

图 4-7 股前内侧区浅层肌与血管神经分布

用部位。

(二) 埋线操作

1. 埋线针具　一次性埋线针,7 号或 8 号针。

2. 埋线材料　建议 PGLA、PGA,线体 2-0 或 3-0,长度 1～1.5 cm。

3. 埋线方式

(1) 股部:肌肉比较丰厚,垂直进针法,直刺 1.0～3.0 寸。

(2) 小腿部:前外侧穴位,垂直进针法,直刺 0.5～1.0 寸;内侧采用斜刺进针法,深度 0.5～0.8 寸。

(3) 踝关节周围:线体宜短,提捏进针法,平刺 0.3～0.5 寸。

4. 注意事项

(1) 膝关节周围埋线时,线体材料在关节腔内不易吸收,而且容易造成炎症和疼痛,因此注意不要植入关节腔内。

(2) 小腿内侧穴位埋线时需要注意,一是小腿前内侧面和足背浅筋膜只含少量脂肪,材料不容易吸收;二是埋线后可能出现水肿或出血,应适当增加按压时间。

(3) 下肢埋线后可能会影响活动,或出现疼痛,注意进针方向和深度。

5. 常用穴位 足三里、阳陵泉、阴陵泉、血海、梁丘、髀关、上巨虚、丰隆、太溪、昆仑、飞扬、太冲、行间、足临泣。

(邵水金 孙文善)

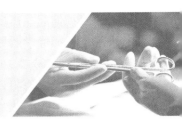

第五章
微创埋线规范化治疗指南

第一节　疼痛科疾病

一、颈椎病

（一）诊断标准

1. 中医诊断标准　参照国家中医药管理局制定的《中华人民共和国中医药行业标准——中医病证诊断疗效标准》(ZY/T 001.9—94)。

（1）有慢性的劳损外伤史，或有颈椎先天性畸形、退性行病变。

（2）多发于 40 岁以上的人群，长期低头工作者或习惯于长时间看手机、上网者，往往呈慢性发病。

（3）颈肩背疼痛，颈部板硬，上肢麻木。

（4）活动功能受限，病变颈椎棘突，患侧肩胛骨内上角常有压痛，可摸到条索状硬结或肌痉挛，可有上肢肌力减弱和肌肉萎缩，臂丛牵拉试验阳性，椎间孔挤压试验阳性。

（5）X 线正位摄片显示钩椎关节增生，张口位可有齿状突偏歪；侧位摄片显示颈椎曲度变直，椎间隙变窄，有骨质增生或韧带钙化；斜位摄片可见椎间孔变小。CT 及 MRI 检查对定性定位有诊断意义。

2. 西医诊断标准　参照中国康复医学会颈椎病专业委员会 2010 年颁布的《颈椎病诊治与康复指南》。

（1）具有根性分布的症状（麻木、疼痛）和体征。

（2）椎间孔挤压试验或（和）臂丛牵拉试验阳性。

（3）影像学所见与临床表现基本相符。

3. 证候分类

（1）风寒痹阻证：颈、肩、上肢串痛麻木，以痛为主，头有沉重感，颈部僵硬，活动不利，恶寒畏风。舌淡红，苔薄白，脉弦紧。

（2）血瘀气滞证：颈肩部、上肢刺痛，痛处固定，伴有肢体麻木。舌质暗，脉弦涩。

（3）痰湿阻络证：头晕目眩，头重如裹，四肢麻木，纳呆。舌暗红，苔厚腻，脉弦滑。

（4）肝肾不足证：眩晕头痛，耳鸣耳聋，失眠多梦，肢体麻木，面红目赤。舌红少汗，脉细弦。

（5）气血亏虚证：头晕目眩，面色苍白，心悸气短，四肢麻木，倦怠乏力。舌淡苔少，脉细弱。

（二）治疗选穴

颈椎病微创埋线治疗选穴见表5－1。

表5－1　颈椎病微创埋线治疗选穴

治疗分型	主穴	配穴
风寒痹阻		足三里、阴陵泉
血瘀气滞		膈俞、太冲
痰湿阻络	颈夹脊、大椎、风池、肩井、后溪	阴陵泉、丰隆
肝肾不足		肾俞、三阴交
气血亏虚		中脘、足三里

（三）器械材料

1. 针具　一次性埋线针，8号针，长度5 cm。

2. 材料　高分子聚合线PGLA、PGA、PDO，2－0线体，1～1.5 cm。

（四）操作技术

颈椎病微创埋线操作技术见表5－2。

表5－2 颈椎病微创埋线操作技术

穴位名称	定位	进针方法	方向与深度
颈夹脊	第1～7颈椎棘突下两侧,后正中线旁开0.5寸	垂直进针法	直刺,埋线深度0.5～1.0寸
大椎	脊柱区,第7颈椎棘突下凹陷,后正中线上	提捏进针法	向上斜刺,埋线深度0.5～1.0寸
风池	颈后区,枕骨之下,胸锁乳突肌上端与斜方肌上端之间的凹陷中	斜刺进针法	向鼻尖方向斜刺,埋线深度0.3～0.5寸
肩井	肩胛区,第7颈椎棘突与肩峰最外侧点连线的中点	提捏进针法	向颈部方向斜刺,埋线深度0.3～0.5寸
后溪	手内侧,第5掌指关节尺侧远端赤白肉际凹陷中	垂直进针法	直刺,埋线深度0.5～1.0寸
中脘	上腹部,脐中上4寸,前正中线上	垂直进针法	直刺,埋线深度1.0～1.5寸
足三里	小腿前侧,犊鼻下3寸,犊鼻与解溪连线上	垂直进针法	直刺,埋线深度1.0～1.5寸
阴陵泉	小腿内侧,胫骨内侧髁下缘与胫骨内侧缘之间的凹陷中	垂直进针法	直刺,埋线深度1.0～1.5寸
膈俞	脊柱区,第7胸椎棘突下,后正中线旁开1.5寸	提捏进针法	向脊柱方向提捏斜刺,埋线深度0.5～0.8寸
太冲	足背,第1、2趾骨间,趾骨底结合部前方凹陷中,或触及动脉搏动	垂直进针法	直刺,埋线深度0.5～0.8寸
肾俞	脊柱区,第2腰椎棘突下,后正中线旁开1.5寸	垂直进针法	直刺,埋线深度0.5～1.0寸
三阴交	小腿内侧,内踝尖上3寸,胫骨内侧缘后际	垂直进针法	直刺,埋线深度0.3～0.5寸
丰隆	小腿前外侧,外踝尖上8寸,胫骨前肌的外缘	垂直进针法	直刺,埋线深度1.0～1.5寸

（五）疗程

1. PGLA、PGA材料线体 每周治疗1次,3次为一疗程。

2. PDO材料线体 每2周治疗1次,2次为一疗程。一般治疗3个疗程。

参考文献

[1] 郭禄斌,罗云波.穴位埋线结合经穴推拿治疗颈型颈椎病的临床观察[J].广西中医药,2011,34(3):26－27.

[2] 王丽平,程秀丽.穴位埋线治疗颈型颈椎病36例[J].山西中医,2012,28(8):31－32.

[3] 刘本立,李健.穴位埋线治疗神经根型颈椎病170例临床观察[J].湖南中医杂志,2003,19(3):25.

[4] 李荣清,王秉君.穴位埋线治疗神经根型颈椎病疗效观察[J].现代中西医结合杂志,2015,24(33):3685－3687.

[5] 聂宇,樊帆.穴位埋线治疗椎动脉型颈椎病72例[J].湖北中医杂志,2014,36(05):64.

[6] 王泽玲,李政.针刺配合穴位埋线治疗项痹——气滞血瘀型105例疗效观察[J].新疆中医药,2013,31(05):43-45.

二、肩关节周围炎

(一) 诊断标准

1. **中医诊断标准** 参照国家中医药管理局制定的《中华人民共和国中医药行业标准——中医病证诊断疗效标准》(ZY/T 001.9—94)。

(1) 多在50岁左右发病,女性发病率高于男性,右肩多于左肩,多见于体力劳动者,多为慢性发病。

(2) 肩周疼痛,以夜间为甚,常因天气变化及劳累而诱发,肩关节活动功能障碍。

(3) 肩部肌肉萎缩,肩前、后、外侧均有压痛,出现典型的"扛肩"现象。

(4) X线检查多为阴性,病程久者可见骨质疏松。

2. **西医诊断标准** 参照《新编实用骨科学》第二版(陶天遵主编.军事医学科学出版社,2008年)。

1) 症状与体征:该病呈慢性发病,多数无外伤史,少数仅有轻微外伤。主要症状是逐渐加重的肩部疼痛及肩关节活动障碍。

(1) 疼痛位于肩前外侧,有时可放射至肘、手及肩胛区,但无感觉障碍。夜间疼痛加重,影响睡眠,不敢患侧卧位。持续疼痛可引起肌肉痉挛和肌肉萎缩。肩前、后方,肩峰下的三角肌止点处有压痛,而以肱二头肌长头腱部压痛最明显,当上臂外展、外旋、后伸时疼痛加剧。

(2) 早期肩关节活动仅对内旋、外旋有轻度影响,检查时应固定肩胛骨,进行两侧的对比。晚期上臂处于内旋位,各个方向活动均受限,但以外展、内外旋受限明显,前后方向的活动一般是存在的。此时肩部肌肉明显萎缩,有时因并发血管痉挛而发生上肢血液循环障碍,出现前臂及手部肿胀,发凉及手指活动疼痛等症状。

2) X线检查:可无明显异常。肩关节造影可见肩关节囊收缩、关节囊下部皱褶消失,肩周炎后期可出现严重的骨质疏松改变,特别是肱骨近端,重者有类似"溶骨性"破坏的表现,但通过病史及局部查体很容易与骨肿瘤鉴别。

3. **证候分类**

(1) 风寒挟湿型:肩部窜痛,遇风寒痛增,得温痛缓,畏风恶寒,或肩部有沉重感。舌淡,舌苔薄白或腻,脉弦滑或弦紧。

（2）气血瘀滞型：肩部肿胀,疼痛拒按,以夜间为甚。舌暗或有瘀斑,舌苔白或薄黄,脉弦或细涩。

（3）气血亏虚型：肩部酸痛,劳累后疼痛加重,伴头晕目眩,气短懒言,心悸失眠,四肢乏力。舌淡,少苔或舌苔白,脉细弱或沉。

（二）治疗选穴

肩关节周围炎微创埋线治疗选穴见表5-3。

表5-3 肩关节周围炎微创埋线治疗选穴

治疗分型	主穴	配穴
风寒挟湿 气血瘀滞 气血亏虚	肩髃、肩前、肩髎、肩贞、阳陵泉、阿是穴	阴陵泉 肩井、手三里、大杼、膈俞 中脘、足三里

（三）器械材料

1. 针具　一次性埋线针,8号针,长度5cm。
2. 材料　高分子聚合线PGLA、PGA、PDO,2-0线体,1~1.5cm。

（四）操作技术

肩关节周围炎微创埋线操作技术见表5-4。

表5-4 肩关节周围炎微创埋线操作技术

穴位名称	定位	进针方法	方向与深度
肩髃	三角肌区,肩峰外侧缘前端与肱骨大结节两骨凹陷中	垂直进针法	直刺,埋线深度0.5~0.8寸,植入皮下即可,不可植入关节腔
肩前	肩前部,当腋前皱襞顶端与肩髃穴连线的中点	垂直进针法	直刺,埋线深度0.5~1.0寸
肩髎	三角肌区,肩平举,肩峰角与肱骨大结节两骨间出现两凹陷,后一个凹陷处即是	提捏进针法	平刺,埋线深度0.3~0.5寸
肩贞	肩胛区,肩关节后下方,腋后纹头直上1寸	斜刺进针法	向外斜刺,埋线深度1.0~1.5寸

穴位名称	定位	进针方法	方向与深度
阳陵泉	小腿外侧,腓骨头前下方凹陷中	垂直进针法	直刺,埋线深度 1.0～1.5 寸
阴陵泉	小腿内侧,胫骨内侧髁下缘与胫骨内侧缘之间的凹陷中	垂直进针法	直刺,埋线深度 1.0～1.5 寸
肩井	肩胛区,第 7 颈椎棘突与肩峰最外侧点连线的中点	提捏进针法	向颈部方向斜刺,埋线深度,0.3～0.5 寸
手三里	前臂,肘横纹下 2 寸,阳溪与曲池连线上	垂直进针法	直刺,埋线深度 0.8～1.2 寸
大杼	脊柱区,第 1 胸椎棘突下,后正中线旁开 1.5 寸	提捏进针法	向脊柱方向提捏斜刺,埋线深度 0.5～0.8 寸
臑俞	肩胛部,腋后纹头直上,肩胛冈下缘凹陷中	垂直进针法	直刺,埋线深度 1.0～1.2 寸
中脘	上腹部,脐中上 4 寸,前正中线上	垂直进针法	直刺,埋线深度 1.0～1.5 寸
足三里	小腿前侧,犊鼻下 3 寸,犊鼻与解溪连线上	垂直进针法	直刺,埋线深度 1.0～1.5 寸

(五)疗程

1. PGLA、PGA 材料线体　每周治疗 1 次,6 次为 1 疗程。

2. PDO 材料线体　每 2 周治疗 1 次,3 次为 1 疗程。

参考文献

[1] 陈荷光.埋线治疗肩周炎 78 例[J].浙江中医杂志,2006,41(6):341.

[2] 杨春海.强脊穴配合局部穴位埋线治疗肩周炎 40 例[J].中国针灸,2013,33(10):938.

[3] 徐三文.穴位埋线治疗肩关节周围炎 76 例[J].广西中医药,1997,20(6):26.

[4] 麦凤香,马惠晟.穴位埋线治疗肩周炎的疗效观察[J].宁夏医科大学学报,2016,38(06):726.

[5] 张真真,赵喜新.穴位注射配合穴位埋线疗法治疗肩周炎 43 例临床观察[J].中国民族民间医药,2012,21(22):107.

三、腰肌劳损

(一)诊断标准

1. 中医诊断标准　参照国家中医药管理局制定的《中华人民共和国中医药行业标准——中医病证诊断疗效标准》(ZY/T 001.9—94)。

(1) 好发于有重体力劳动史的中老年者、急性腰部扭伤后未能及时合理治疗者及久居潮湿阴冷之地者。有长期腰痛史。

（2）一侧或两侧腰骶臀部酸痛不适,疼痛可牵及股内外侧及膝部,腰腿痛往往因久站、久坐、久卧后加重,腰部适度活动后缓解;过度劳累后加重,适当休息后减轻,或阴雨寒湿天气加重,晴暖干燥气候减轻。急性发作者,可有剧痛和腰部活动障碍。

（3）一侧或两侧竖脊肌、臀中肌、臀大肌紧张,棘间韧带、竖脊肌、第 3 腰椎横突、髂腰韧带（髂腰角）、臀中肌与臀大肌前缘交界处等部位有较为固定的压痛点,或局部可触及条束样压痛点或疼痛激发点。

（4）腰部活动不同程度受限,可出现脊柱侧凸。部分患者腰部皮肤可增厚,皮下组织与深筋膜紧密粘连而出现橘皮样改变。

（5）病史较长者或腰部剧痛者,需拍摄腰椎正侧位 X 线片,以排除骨性改变。必要时,加摄腰椎双斜位 X 线片。腰椎 X 线片可无异常发现或呈不同程度退变。部分病史较长患者因腰椎退变加重,而临床症状和体征难以与不典型腰椎间盘突出症鉴别,需做 CT 或 MRI 检查。

2. 西医诊断标准　参照《临床常见疾病诊疗规范》（房宏林,杜光勇主编. 陕西人民出版社,2008 年）。

（1）腰骶部有劳损史,或暴力损伤史。

（2）自觉腰痛,时轻时重,反复发作。

（3）骶骨或髂骨背部骶棘肌附着点处有疼痛和压痛点。

（4）X 线检查可见脊柱生理弧度的改变,或见第 5 腰椎骶化或第 1 骶椎腰化。

3. 证候分类

（1）寒湿证:腰部冷痛重着,转侧不利,静卧不减,阴雨天加重。舌苔白腻,脉沉。

（2）湿热证:痛而有热感,炎热或阴雨天气疼痛加重,活动后减轻,尿赤。舌苔黄腻,脉濡数。

（3）瘀血证:腰痛如刺,痛有定处,轻则俯仰不便,重则因痛剧不能转侧,拒按。舌质紫暗,脉弦。

（4）肾虚证:腰部酸痛乏力,喜按喜揉,足膝无力,遇劳更甚,卧则减轻,常反复发作。偏阳虚者面色㿠白,手足不温,少气懒言,腰腿发凉。舌质淡,脉沉细。偏阴虚者心烦失眠,咽干口渴,面色潮红,倦怠乏力。舌红少苔,脉弦细数。

（二）治疗选穴

微创埋线治疗腰肌劳损,治则以疏通经络、补益气血为主。处方配穴主取督脉和足太阳膀胱经腧穴(表5-5)。

表5-5 腰肌劳损微创埋线治疗选穴

治疗分型	主穴	配穴
寒湿证		腰俞
湿热证	委中、脊中、肾俞、大肠俞、殷门、阿	阴陵泉、曲池
瘀血证	是穴、L1~5夹脊	膈俞
肾虚证		命门

(三)器械材料

1. 针具 一次性埋线针,规格8号,长度5 cm。
2. 材料 高分子聚合线PGLA、PGA、PDO,2-0,1~1.5 cm。

(四)操作技术

腰肌劳损微创埋线操作技术见表5-6。

表5-6 腰肌劳损微创埋线操作技术

穴位名称	定位	进针方法	方向与深度
委中	膝后区,腘横纹中点	垂直进针法	直刺,埋线深度0.5~1.0寸,不可过深
脊中	脊柱区,第11胸椎棘突下凹陷中,后正中线上	提捏进针法	向上斜刺,埋线深度0.5~1.0寸
肾俞	脊柱区,第2腰椎棘突下,后正中线旁开1.5寸	垂直进针法	直刺,埋线深度0.5~1.0寸
大肠俞	脊柱区,第4腰椎棘突下,后正中线旁开1.5寸	垂直进针法	直刺,埋线深度0.5~1.2寸
殷门	股后区,臀沟下6寸,股二头肌与半腱肌之间	垂直进针法	直刺,埋线深度1.5~2.0寸
腰夹脊	脊柱区,第3腰椎至第5腰椎棘突下两侧,后正中线旁开0.5寸	垂直进针法	直刺,埋线深度0.5~1.0寸
阴陵泉	小腿内侧,胫骨内侧髁下缘与胫骨内侧缘之间的凹陷中	垂直进针法	直刺,埋线深度1.0~1.5寸
曲池	肘区,尺泽与肱骨外上髁连线的中点处	垂直进针法	直刺,埋线深度0.8~1.5寸

（五）疗程

1. PGLA、PGA 材料线体　每周治疗 1 次,6 次为 1 疗程。
2. PDO 材料线体　每 2 周治疗 1 次,3 次为 1 疗程。

参考文献

[1] 田明.电针配合穴位埋线治疗慢性腰肌劳损临床观察[J].湖北中医杂志,2009,31(10):59.
[2] 周振坤,霍利红.穴位埋线治疗慢性腰肌劳损 40 例疗效观察[J].中国疗养医学,2016,25(1):84 - 85.
[3] 崔义良.穴位埋线治疗腰肌劳损 78 例[J].中国针灸,2001,21(4):237.

四、腰椎间盘突出症

（一）诊断标准

1. 中医诊断标准　参照国家中医药管理局制定的《中华人民共和国中医药行业标准——中医病证诊断疗效标准》(ZY/T 001.9—94)。

（1）多有腰部外伤、慢性劳损或寒湿史。大部分患者在发病前多有慢性腰痛史。

（2）常发于青壮年。

（3）腰痛向臀部及下肢放射,腹压增加(如咳嗽、喷嚏)时疼痛加重。

（4）脊柱侧弯,腰椎生理弧度消失,病变部位椎旁有压痛并向下肢放射,腰活动受限。

（5）下肢受累神经支配区有感觉过敏或迟钝,病程长者可出现肌肉萎缩。直腿抬高或加强试验阳性,膝反射、跟踺反射减弱或消失,蹑趾背伸力可减弱。

（6）X 线片检查:脊柱侧弯、腰生理前凸变浅,病变椎间盘可能变窄,相应边缘有骨赘增生。CT 或 MRI 检查可显示椎间盘突出的部位及程度。

2. 疾病分期

（1）急性期:腰腿痛剧烈,活动受限明显,不能站立、行走,肌肉痉挛。

（2）缓解期:腰腿疼痛缓解,活动好转,但仍有痹痛,不耐劳。

（3）康复期:腰腿病症状基本消失,但有腰腿乏力,不能长时站立、行走。

3. 证候分类

（1）寒湿痹阻证:腰腿部冷痛较重,转侧不利,痛有定处,虽静卧亦不减轻或反而加重,日轻夜重,遇寒痛增,得热则减。舌质胖淡,苔白腻,脉弦紧、弦缓或沉紧。

(2)血瘀气滞证:近期腰部有外伤史,腰腿痛剧烈,痛有定处,刺痛,腰部僵硬,俯仰活动艰难,痛处拒按。舌质暗紫,或有瘀斑,舌苔薄白或薄黄,脉沉涩或脉弦。

(3)湿热痹阻证:腰酸腿痛,痛处伴有热感,或见肢节红肿,口渴不欲饮。舌苔黄腻,脉濡数或滑数。

(4)肝肾亏虚证:腰腿痛缠绵日久,反复发作,乏力、不耐劳,劳则加重,卧则减轻;包括肝肾阴虚及肝肾阳虚证。阴虚证症见:心烦失眠,口苦咽干,舌红少津,脉弦细而数。阳虚证症见:四肢不温,形寒畏冷,筋脉拘挛,舌质淡胖,脉沉细无力。

(二)治疗选穴

腰椎间盘突出症微创埋线治疗选穴见表5-7。

表5-7 腰椎间盘突出症微创埋线治疗选穴

治疗分型	主穴	配穴
寒湿痹阻 血瘀气滞 湿热痹阻 肝肾亏虚	腰夹脊、肾俞、大肠俞、关元俞	命门、腰阳关 三阴交、膈俞 曲池、阴陵泉 肝俞、太溪

(三)器械材料

1. 针具 一次性埋线针,规格8号,长度5cm。
2. 材料 高分子聚合线PGLA、PGA、PDO,2-0线体,1~1.5cm。

(四)操作技术

腰椎间盘突出症微创埋线操作技术见表5-8。

表5-8 腰椎间盘突出症微创埋线操作技术

穴位名称	定位	刺法	深度和方向
腰夹脊	脊柱区,第3腰椎至第5腰椎棘突下两侧,后正中线旁开0.5寸	垂直进针法	直刺,埋线深度0.5~1.0寸

续表

穴位名称	定位	刺法	深度和方向
肾俞	脊柱区,第 2 腰椎棘突下,后正中线旁开 1.5 寸	垂直进针法	直刺,埋线深度 0.5～1.0 寸
大肠俞	脊柱区,第 4 腰椎棘突下,后正中线旁开 1.5 寸	垂直进针法	直刺,埋线深度 0.5～1.2 寸
关元俞	脊柱区,第 5 腰椎棘突下,后正中线旁开 1.5 寸	垂直进针法	直刺,埋线深度 0.5～1.2 寸
命门	脊柱区,第 2 腰椎棘突下凹陷中,后正中线上	提捏进针法	向上斜刺,埋线深度 0.5～1.0 寸
腰阳关	脊柱区,第 4 腰椎棘突下凹陷中,后正中线上	垂直进针法	直刺,埋线深度 0.5～1.0 寸
三阴交	小腿内侧,内踝尖上 3 寸,胫骨内侧缘后际	垂直进针法	直刺,埋线深度 0.3～0.5 寸
膈俞	脊柱区,第 7 胸椎棘突下,后正中线旁开 1.5 寸	提捏进针法	向脊柱方向提捏斜刺,埋线深度 0.5～0.8 寸
肝俞	脊柱区,第 9 胸椎棘突下,后正中线旁开 1.5 寸	提捏进针法	向脊柱方向提捏斜刺,埋线深度 0.5～0.8 寸
太溪	踝区,内踝尖与跟腱之间的凹陷中	垂直进针法	直刺,埋线深度 0.5～1.0 寸
阴陵泉	小腿内侧,胫骨内侧髁下缘与胫骨内侧缘之间的凹陷中	垂直进针法	直刺,埋线深度 1.0～1.5 寸
曲池	肘区,尺泽与肱骨外上髁连线的中点处	垂直进针法	直刺,埋线深度 0.8～1.5 寸

(五) 疗程

1. PGLA 材料线体　每周治疗 1 次,3 次为一疗程。一般治疗 2～3 个疗程。

2. PDO 材料线体　每 2 周治疗 1 次,2 次为一疗程。一般治疗 2～3 个疗程。

参考文献

[1] 张俊峰,李伟.电针配合穴位埋线治疗腰椎间盘突出症 36 例[J].山西中医,2012,28(4):42,51.

[2] 王栋,林宪军.穴位埋线疗法治疗腰椎间盘突出症 28 例[J].河南中医,2009,29(11):1116 - 1117.

[3] 黄代旺.穴位埋线配合针刺治疗腰椎间盘突出症疗效观察[J].上海针灸杂志,2014,33(3):254 - 255.

[4] 周伟平.穴位埋线治疗腰椎间盘突出症 52 例[J].中国实用医药,2006,1(9):60 - 61.

[5] 夏粉仙,李林兴.穴位埋线治疗腰椎间盘突出症的对照观察[J].中国针灸,2006,26(3):195 - 197.

[6] 张志强,何希俊.穴位埋线治疗腰椎间盘突出症的临床研究[J].中国医学工程,2013,21(8):95-96.

五、梨状肌综合征

(一) 诊断标准

1. 中医诊断标准　参照国家中医药管理局制定的《中华人民共和国中医药行业标准——中医病证诊断疗效标准》(ZY/T 001.9—94)。

(1) 有外伤或受凉史。

(2) 常发生于中老年人。

(3) 臀部疼痛,严重者患侧臀部呈持续性"刀割样"或"烧灼样"剧痛,多数伴有下肢放射痛、跛行或不能行走。

(4) 臀部梨状肌部位压痛明显,并可触及条索状硬结,直腿抬高在60°以内疼痛明显,超过60°后疼痛减轻,梨状肌紧张试验阳性。

2. 西医诊断标准　参照《外科学》(第7版)(吴在德、吴肇汗主编.人民卫生出版社,2008年)。

(1) 以坐骨神经痛为主要表现,疼痛从臀部经大腿后方向小腿和足部放射。

(2) 由于症状较剧且影响行走,故病人就诊时间也较早,肌力的下降多不太严重。

(3) 检查时病人有疼痛性跛行,轻度小腿肌萎缩,小腿以下皮肤感觉异常。有时臀部(环跳穴附近)可扪及条索状或块状物。

(4) "4"字试验时予以外力拮抗可加重或诱发坐骨神经痛。

3. 证候分类

(1) 气滞血瘀证:臀痛如锥,拒按,疼痛可沿大腿后侧向足部放射,痛处固定,动则加重,夜不能眠。舌暗红苔黄,脉弦。

(2) 风寒湿阻证:臀腿疼痛,屈伸受限。偏寒者得寒痛增,肢体发凉,畏冷,舌淡苔薄腻,脉沉紧。偏湿者肢体麻木,酸痛重着。舌淡苔白腻,脉濡缓。

(3) 湿热痹阻证:臀腿灼痛,腿软无力,关节重着,口渴不欲饮,尿黄赤。舌质红,苔黄腻,脉滑数。

(4) 肝肾亏虚证:臀部酸痛,腿膝乏力,遇劳更甚,卧则减轻。偏阳虚者面色无华,手足不温。舌质淡,脉沉细;偏阴虚者面色潮红,手足心热。舌质红,脉弦细数。

（二）治疗选穴

梨状肌综合征微创埋线治疗选穴见表5-9。

表5-9　梨状肌综合征微创埋线治疗选穴

治疗分型	主穴	配穴
气滞血瘀 风寒湿阻 湿热痹阻 肝肾亏虚	阿是穴、承扶、环跳、委中、秩边、承山、白环俞	三阴交、膈俞 命门、腰阳关 曲池、阴陵泉 肝俞、肾俞、太溪

（三）器械材料

1. 针具　一次性埋线针，规格8号，长度5cm。
2. 材料　高分子聚合线PGLA、PGA、PDO，2-0线体，1～1.5cm。

（四）操作技术

梨状肌综合征微创埋线操作技术见表5-10。

表5-10　梨状肌综合征微创埋线操作技术

穴位名称	定位	刺法	深度和方向
承扶	股后区，臀沟的中点	垂直进针法	直刺，埋线深度1.5～2.5寸
环跳	臀区，股骨大转子最凸点与骶管裂孔连线的外1/3与内2/3交点处	垂直进针法	直刺，埋线深度2.0～3.0寸
委中	膝后区，腘横纹中点	垂直进针法	直刺，埋线深度0.5～1.0寸，不可过深
秩边	骶区，横平第4骶后孔，骶正中嵴旁开3寸	垂直进针法	直刺，埋线深度1.5～3.0寸
承山	小腿后区，腓肠肌两肌腹与肌腱交角间	垂直进针法	直刺，埋线深度1.0～1.5寸
白环俞	骶区，横平第4骶后孔，骶正中嵴旁开1.5寸	垂直进针法	直刺，埋线深度0.5～1.2寸
三阴交	小腿内侧，内踝尖上3寸，胫骨内侧缘后际	垂直进针法	直刺，埋线深度0.3～0.5寸
膈俞	脊柱区，第7胸椎棘突下，后正中线旁开1.5寸	提捏进针法	向脊柱方向提捏斜刺，埋线深度0.5～0.8寸
命门	脊柱区，第2腰椎棘突下凹陷中，后正中线上	提捏进针法	向上斜刺，埋线深度0.5～1.0寸

穴位名称	定位	刺法	深度和方向
腰阳关	脊柱区,第 4 腰椎棘突下凹陷中,后正中线上	垂直进针法	直刺,埋线深度 0.5～1.0 寸
曲池	肘区,尺泽与肱骨外上髁连线的中点处	垂直进针法	直刺,埋线深度 0.8～1.5 寸
阴陵泉	小腿内侧,胫骨内侧髁下缘与胫骨内侧缘之间的凹陷中	垂直进针法	直刺,埋线深度 1.0～1.5 寸
肝俞	脊柱区,第 9 胸椎棘突下,后正中线旁开 1.5 寸	提捏进针法	向脊柱方向提捏斜刺,埋线深度 0.5～0.8 寸
肾俞	脊柱区,第 2 腰椎棘突下,后正中线旁开 1.5 寸	垂直进针法	直刺,埋线深度 0.5～1.0 寸
太溪	踝区,内踝尖与跟腱之间的凹陷中	垂直进针法	直刺,埋线深度 0.5～1.0 寸

(五) 疗程

1. PGLA 材料线体　每周治疗 1 次,3 次为一疗程。一般治疗 2～3 个疗程。

2. PDO 材料线体　每 2 周治疗 1 次,2 次为一疗程。一般治疗 2～3 个疗程。

参考文献

[1] 纪永贤,杨鳌楠. 微创埋线治疗梨状肌综合征 78 例[J]. 中国针灸,2015,35(S1):23-24.

[2] 徐三文. 穴位埋线治梨状肌综合征[J]. 国医论坛,1997,12(2):36.

[3] 杨才德,赵达. 穴位埋线治疗运动系统疾病——梨状肌综合征[J]. 中国中医药现代远程教育,2015,13(23):69-70.

六、类风湿关节炎

(一) 诊断标准

1. 中医诊断标准　参照国家中医药管理局制定的《中华人民共和国中医药行业标准——中医病证诊断疗效标准》(ZY/T 001.9—94)。

本病由风寒湿等邪气客于关节,气血痹阻,导致以小关节疼痛、肿胀、晨僵为特点的疾病。

(1) 初起多以小关节呈对称性疼痛肿胀,多发于指关节或背脊,晨僵,活动不利。

(2) 起病缓慢,反复迁延不愈,逐渐形体消瘦。常因感受风寒湿邪而反复发作。

(3) 病久受累关节呈梭形肿胀,压痛拒按,活动时疼痛。后期关节变形僵直,表面光滑,周围肌肉萎缩。少数病例有皮下结节。

(4) 血清学检查,类风湿因子可见阳性,发作期血沉可增快。X线摄片可见骨质疏松改变,或关节骨面侵蚀、畸形,呈半脱位或脱位,或骨性强直,关节面融合等。

2. 西医诊断标准 参照 1987 年美国风湿病学会修订的《类风湿关节炎分类标准》和 2010 年 ACR/EULAR《类风湿关节炎分类标准》。

1) 1987 年美国风湿病学会修订的《类风湿关节炎分类标准》:①晨僵至少 1 小时(≥6 周);②3 个或 3 个以上关节区的关节炎(≥6 周);③腕、掌指关节或近端指间关节炎(≥6 周);④对称性关节炎(≥6 周);⑤皮下类风湿结节;⑥手 X 线改变;⑦类风湿因子阳性。有上述 7 项中 4 项者即可诊断为类风湿关节炎。

2) 2010 年 ACR/EULAR 的《类风湿关节炎分类标准》

(1) 受累关节:1 个大关节(0 分),2~10 大关节(1 分),1~3 小关节(有或没有大关节)(2 分),4~10 小关节(有或没有大关节)(3 分),超过 10 个关节(至少一个小关节)(5 分)。

(2) 血清学(至少需要 1 项结果):RF 和 CCP(抗环瓜氨酸肽抗体)阴性(0 分),RF 和 CCP,至少有一项是低滴度阳性(2 分),RF 和 CCP,至少有一项高滴度阳性(3 分)。

(3) 急性期反应物(至少需要 1 项结果):CRP 和 ESR 均正常(0 分),CRP 或 ESR 异常(1 分)。

(4) 滑膜炎持续时间:<6 周(0 分),≥6 周(1 分)。

注:在(1)~(4)项,取病人符合条件的最高分。例如,患者有 5 个小关节和 4 个大关节受累,评分为 3 分。总分≥6 分者可诊断为类风湿关节炎。

3. 证候分类

(1) 风寒湿痹证:关节疼痛、重者,或有肿胀,风邪偏盛者痛处游走不定,寒邪胜者关节冷痛,舌质淡,苔白腻或白滑,脉濡或滑或弦紧。

(2) 湿热痹阻证:关节肿痛,触之灼热或有热感,口渴不欲饮,烦闷不安,或有发热,舌质红,苔黄腻,脉濡数或滑数。

(3) 痰瘀痹阻证:关节肿痛日久不消,晨僵,屈伸不利,关节周围或皮下结节,舌暗紫,苔白厚或厚腻,脉沉细涩或沉滑。

(4) 肝肾不足证:关节肌肉疼痛,肿大或僵硬变形,屈伸不利,腰膝酸软无力,畏寒喜暖,临床常伴气血亏虚可有乏力、心悸、头晕目眩、面黄少华等,舌淡苔薄白,脉细弱。

(二) 治疗选穴

类风湿关节炎微创埋线治疗选穴见表 5 - 11、表 5 - 12。

表5-11 类风湿关节炎微创埋线治疗选穴

治疗分型	主穴	配穴
风寒湿痹		命门、腰阳关
湿热痹阻	夹脊穴、大杼、足三里、肾俞、肝俞、	阴陵泉、曲池
痰瘀痹阻	脾俞	膈俞、丰隆、三阴交
肝肾不足		太溪

表5-12 类风湿关节炎微创埋线治疗关节部位的局部选穴

累及关节	局部配穴
掌指关节	合谷、中渚
腕关节	阳池、阳溪、外关
肘关节	曲池、手三里、小海
肩关节	肩髃、肩髎
膝关节	血海、阳陵泉、鹤顶
髋关节	环跳、承扶
踝关节	昆仑、太溪
跖趾关节	太冲

(三) 器械材料

1. 针具　一次性埋线针,规格8号,长度5 cm。
2. 材料　高分子聚合线 PGLA、PGA、PDO,2-0线体,1～1.5 cm。

(四) 操作技术

类风湿关节炎微创埋线治疗操作技术见表5-13。

表5-13 类风湿关节炎微创埋线治疗操作技术

穴位名称	定位	刺法	深度和方向
夹脊穴	脊柱区,上肢关节在第4～7颈椎棘突下,下肢关节在第3～5腰椎棘突下两侧,后正中线旁开0.5寸	垂直进针法	直刺,埋线深度0.5～1寸
大杼	在脊柱区,第1胸椎棘突下,后正中线旁开1.5寸	提捏进针法	向脊柱方向提捏斜刺,埋线深度0.5～0.8寸
足三里	在小腿前侧,犊鼻下3寸,犊鼻与解溪连线上	垂直进针法	直刺,埋线深度1.0～1.5寸
肾俞	在脊柱区,第2腰椎棘突下,后正中线旁开1.5寸	垂直进针法	直刺,埋线深度0.5～1.0寸

穴位名称	定位	刺法	深度和方向
肝俞	在脊柱区,第 9 胸椎棘突下,后正中线旁开 1.5 寸	提捏进针法	向脊柱方向提捏斜刺,埋线深度 0.5～0.8 寸
脾俞	在脊柱区,第 11 胸椎棘突下,后正中线旁开 1.5 寸	垂直进针法	直刺,埋线深度 0.5～1.0 寸
命门	在脊柱区,第 2 腰椎棘突下凹陷中,后正中线上	提捏进针法	向上斜刺,埋线深度 0.5～1.0 寸
腰阳关	在脊柱区,第 4 腰椎棘突下凹陷中,后正中线上	垂直进针法	直刺,埋线深度 0.5～1.0 寸
阴陵泉	在小腿内侧,胫骨内侧髁下缘与胫骨内侧缘之间的凹陷中	垂直进针法	直刺,埋线深度 1.0～1.5 寸
曲池	在肘区,尺泽与肱骨外上髁连线的中点处	垂直进针法	直刺,埋线深度 0.8～1.5 寸
膈俞	在脊柱区,第 7 胸椎棘突下,后正中线旁开 1.5 寸	提捏进针法	向脊柱方向提捏斜刺,埋线深度 0.5～0.8 寸
丰隆	在小腿前外侧,外踝尖上 8 寸,胫骨前肌的外缘	垂直进针法	直刺,埋线深度 1.0～1.5 寸
三阴交	在小腿内侧,内踝尖上 3 寸,胫骨内侧缘后际	垂直进针法	直刺,埋线深度 0.3～0.5 寸
太溪	在踝区,内踝尖与跟腱之间的凹陷中	垂直进针法	直刺,埋线深度 0.5～1.0 寸
合谷	在手背,第 2 掌指关节桡侧的中点处	垂直进针法	直刺,埋线深度 0.5～1 寸
中渚	在手背,第 4、5 指间,第 4 掌指关节近端凹陷中	垂直进针法	直刺,埋线深度 0.3～0.5 寸
阳池	在腕后区,腕背侧远端横纹上,指伸肌腱的尺侧缘凹陷中	提捏进针法	平刺,埋线深度 0.3～0.5 寸
阳溪	在腕区,腕背侧远端横纹桡侧,桡骨茎突远端,解剖学"鼻烟窝"凹陷中	提捏进针法	提捏进针,植入皮下
外关	在前臂后区,腕背侧远端横纹上 2 寸,尺骨与桡骨间隙中点	垂直进针法	直刺,埋线深度 0.5～1.0 寸
曲池	在肘区,尺泽与肱骨外上髁连线的中点处	垂直进针法	直刺,埋线深度 0.8～1.5 寸
手三里	在前臂,肘横纹下 2 寸,阳溪与曲池连线上	垂直进针法	直刺,埋线深度 0.8～1.2 寸
小海	在肘后区,尺骨鹰嘴与肱骨内上髁之间凹陷中	垂直进针法	直刺,埋线深度 0.3～0.5 寸
肩髃	在三角肌区,肩峰外侧缘前端与肱骨大结节两骨凹陷中	垂直进针法	直刺,埋线深度 0.5～0.8 寸,植入皮下即可,不可植入关节腔
肩髎	在三角肌区,肩平举,肩峰角与肱骨大结节两骨间出现两凹陷,后一个凹陷处即是	提捏进针法	平刺,埋线深度 0.3～0.5 寸
环跳	在臀区,股骨大转子最凸点与骶管裂孔连线的外 1/3 与内 2/3 交点处	垂直进针法	直刺,埋线深度 2.0～3.0 寸
承扶	在股后区,臀沟的中点	垂直进针法	直刺,埋线深度 1.5～2.5 寸
血海	在股前内侧,髌底内侧端上 2 寸,股内侧肌隆起处	垂直进针法	直刺,埋线深度 1.0～1.5 寸

穴位名称	定位	刺法	深度和方向
阳陵泉	在小腿外侧,腓骨头前下方凹陷中	垂直进针法	直刺,埋线深度 1.0～1.5 寸
鹤顶	在膝前区,髌底中点的上方凹陷中	垂直进针法	直刺,埋线深度 0.5～0.8 寸
昆仑	在踝部,外踝尖与跟腱之间的凹陷中	垂直进针法	直刺,埋线深度 0.5～1.0 寸
太冲	在足背,第 1、2 趾骨间,趾骨底结合部前方凹陷中,或触及动脉搏动	垂直进针法	直刺,埋线深度 0.5～0.8 寸

(五)疗程

1. PGLA、PGA 材料线体　每周治疗 1 次,6 次为 1 疗程。

2. PDO 材料线体　每 2 周治疗 1 次,3 次为 1 疗程。

参考文献

[1] 沈玉杰,熊涛,等.风湿仙丹结合穴位埋线治疗类风湿性关节炎[J].湖北中医杂志.2000,22(11):23.

[2] 冷钰玲,李义,等.穴位埋线加中药治疗类风湿性关节炎 48 例[J].时珍国医国药.2000,11(12):1125.

[3] 马志毅,李勇,等.穴位埋线联合来氟米特治疗类风湿关节炎临床观察[J].湖北中医药大学学报.2016,18(5):99-101.

[4] 杜燕.穴位埋线治疗类风湿关节炎的临床研究[J].浙江中医药大学学报.2016,40(9):710-712.

[5] 阮崇洁,马志毅,等.足三里、肾俞穴位埋线对类风湿关节炎血清 TNF-a、IL-6 的影响[J].武汉市中医医院.2016,32(3):43-45.

七、膝关节骨性关节炎

(一)诊断标准

1. 中医诊断标准　参照中国中医药研究促进会骨科专业委员会、中国中西医结合学会骨伤科专业委员会关节工作委员会《膝骨关节炎中医诊疗专家共识》(2015 年版)。

(1)初起膝关节隐隐作痛,屈伸不利,轻微活动稍缓解,气候变化加重,反复缠绵不愈。

（2）起病隐匿，发病缓慢，多见于中老年人。

（3）膝部可轻度肿胀，活动时关节常有咔嚓声和摩擦声。

（4）X线检查可见骨质疏松，关节间隙变窄，软骨下骨质硬化，边缘唇样改变，骨赘形成。

2. **西医诊断标准**　参照中华医学会骨科学分会《骨关节诊治指南》（2007年版）诊断标准进行诊断。

（1）临床表现：膝关节的疼痛及压痛、关节僵硬、关节肿大、骨摩擦音（感）、关节无力、活动障碍。

（2）影像学检查：X线检查：膝关节骨性关节炎的X线特点表现为非对称性关节间隙变窄，软骨下骨硬化和囊性变，关节边缘骨质增生和骨赘形成；关节内游离体，关节变形及半脱位。

（3）实验室检查：血常规、蛋白电泳、免疫复合物及血清补体等指征一般在正常范围。伴有滑膜炎者可见C反应蛋白（CRP）及血沉（ESR）轻度升高，类风湿因子及抗核抗体阴性。

（4）具体诊断标准：①近1个月内反复膝关节疼痛；②X线片（站立或负重位）示关节间隙变窄、软骨下骨硬化和（或）囊性变、关节缘骨赘形成；③关节液（至少2次）清亮、黏稠，WBC<2 000个/ml；④中老年患者（≥40岁）；⑤晨僵≤3分钟；⑥活动时有骨擦音（感）。综合临床、实验室及X线检查，符合①＋②条或①＋③＋⑤＋⑥条或①＋④＋⑤＋⑥条，可诊断为膝关节骨性关节炎。

3. **骨性关节炎的分级**　根据Kellgren和Lawrecne的放射学诊断标准，骨性关节炎分为5级。

0级：正常。

Ⅰ级：关节间隙可疑变窄，可能有骨赘。

Ⅱ级：有明显的骨赘，关节间隙轻度变窄。

Ⅲ级：中等量骨赘，关节间隙变窄较明确，软骨下骨骨质轻度硬化改变的范围较小。

Ⅳ级：大量骨赘形成，可波及软骨面，关节间隙明显变窄，硬化改变极为明显，关节肥大及明显畸形。

4. **证候分类**

（1）气滞血瘀证：关节疼痛如刺，休息后痛反甚。舌质紫暗，或有瘀斑，脉沉涩。

（2）寒湿痹阻证：关节疼痛较重，遇冷加剧，得温则减。舌质淡，苔白腻，脉沉。

（3）湿热痹阻证：膝关节疼痛，焮红灼热，肿胀疼痛剧烈，得冷则舒，筋脉拘急，日轻夜重,多兼有发热,口渴,烦闷不安。舌质红,苔黄腻或黄燥,脉滑数。

(4)肝肾亏虚证:关节隐隐作痛,腰膝酸软无力,酸困疼痛,遇劳更甚。舌质红,少苔,脉沉细无力。

(5)气血虚弱证:关节酸痛不适,少寐多梦,自汗盗汗,头晕目眩,心悸气短,面色少华。舌淡,苔薄白,脉细弱。

(二)治疗选穴

膝关节骨性关节炎微创埋线治疗选穴见表5-14。

表5-14　膝关节骨性关节炎微创埋线治疗选穴

治疗分型	主穴	配穴
气滞血瘀 寒湿痹阻 湿热痹阻 肝肾亏虚	腰夹脊穴、梁丘、鹤顶、委中、阳陵泉、阿是穴	膈俞、血海 肾俞、关元 阴陵泉、足三里 肝俞、肾俞、太溪

(三)器械材料

1. 针具　一次性埋线针,规格8号,长度5 cm。
2. 材料　高分子聚合线 PGLA、PGA、PDO,2-0线体,1～1.5 cm。

(四)操作技术

膝关节骨性关节炎微创埋线操作技术见表5-15。

表5-15　膝关节骨性关节炎微创埋线操作技术

穴位名称	定位	刺法	深度和方向
腰夹脊	在脊柱区,第3腰椎至第5腰椎棘突下两侧,后正中线旁开0.5寸	垂直进针法	直刺,埋线深度0.5～1.0寸
梁丘	在股前外侧,髌底上2寸,股外侧肌与股直肌肌腱之间	垂直进针法	直刺,埋线深度1.0～1.5寸
鹤顶	在膝前区,髌底中点的上方凹陷中	垂直进针法	直刺,埋线深度0.5～0.8寸
委中	在膝后区,腘横纹中点	垂直进针法	直刺,埋线深度0.5～1.0寸,不可过深

续表

穴位名称	定位	刺法	深度和方向
阳陵泉	在小腿外侧,腓骨头前下方凹陷中	垂直进针法	直刺,埋线深度 1.0～1.5 寸
膈俞	在脊柱区,第 7 胸椎棘突下,后正中线旁开 1.5 寸	提捏进针法	向脊柱方向提捏斜刺,埋线深度 0.5～0.8 寸
血海	在股前内侧,髌底内侧端上 2 寸,股内侧肌隆起处	垂直进针法	直刺,埋线深度 1.0～1.5 寸
肾俞	在脊柱区,第 2 腰椎棘突下,后正中线旁开 1.5 寸	垂直进针法	直刺,埋线深度 0.5～1.0 寸
关元	在下腹部,脐中下 3 寸,前正中线上	垂直进针法	直刺,埋线深度 0.5～1.0 寸,尿排空后进针
阴陵泉	在小腿内侧,胫骨内侧髁下缘与胫骨内侧缘之间的凹陷中	垂直进针法	直刺,埋线深度 1.0～1.5 寸
足三里	在小腿前侧,犊鼻下 3 寸,犊鼻与解溪连线上	垂直进针法	直刺,埋线深度 1.0～1.5 寸
肝俞	在脊柱区,第 9 胸椎棘突下,后正中线旁开 1.5 寸	提捏进针法	向脊柱方向提捏斜刺,埋线深度 0.5～0.8 寸
太溪	在踝区,内踝尖与跟腱之间的凹陷中	垂直进针法	直刺,埋线深度 0.5～1.0 寸

(五) 疗程

1. PGLA、PGA 材料线体　每周治疗 1 次,6 次为 1 疗程。

2. PDO 材料线体　每 2 周治疗 1 次,3 次为 1 疗程。

参考文献

[1] 张涛,张海杰.穴位埋线治疗退行性膝关节炎的疗效观察[J].中国民间疗法,2016,24(10): 25 - 26.

[2] 杨才德,赵达,包金莲,等.八会穴为主埋线治疗膝骨性关节炎临床疗效观察[J/OL].中华临床医师杂志(电子版):1 - 2[2017 - 12 - 19].

[3] 麦凤香,朱月芹,曹海波,等.穴位埋线联合关节腔注射玻璃酸钠治疗膝关节骨性关节炎 60 例临床观察[J].世界中医药,2014,9(12):1651 - 1654.

八、肱骨外上髁炎

(一) 诊断标准

1. 中医诊断标准　参照国家中医药管理局制定的《中华人民共和国中医药行

业标准——中医病证诊断疗效标准》(ZY/T 001.9—94)。

（1）多见于特殊工种或职业,如砖瓦工、网球运动员或有肘部损伤病史者。

（2）肘外侧疼痛,疼痛呈持续渐进性发展。拧衣服、扫地、端壶倒水时疼痛加重,常因疼痛而致前臂无力,握力减弱,甚至持物落地,休息时疼痛明显减轻或消失。

（3）肘外侧压痛,以肱骨外上髁处压痛为明显,前臂伸肌群紧张试验阳性,伸肌群抗阻试验阳性。

2. **西医诊断标准** 参照《临床诊疗指南·疼痛学分册》(中华医学会编著,人民卫生出版社,2007 年)。

（1）常缓慢起病,多见于特殊工种或职业,如木工、钳工、矿工、网球运动员、打字员等。

（2）因肘关节的受累,而导致肘关节疼痛,用力或劳累后疼痛加重,休息后减轻。

（3）握拳、伸腕及旋转动作可引起肱骨外髁处疼痛加重。

（4）查体有肱骨外上髁、桡骨头及两者之间局限性、极敏锐压痛,皮肤无炎症,肘关节活动不受影响。

（5）伸肌腱牵拉试验(Mills 试验)阳性。

（6）肘关节 X 线正侧位片证实无骨质病变,有时可见钙化阴影、肱骨外上髁粗糙、骨膜反应等。

3. **证候分类**

（1）瘀血阻络证:肘部肿痛或刺痛拒按,提物无力,活动痛增,夜间加重。舌质暗红,苔黄,脉弦涩。

（2）气血亏虚证:起病时间较长,肘部酸痛反复发作,提物无力,肘外侧压痛,喜按喜揉,可见少气懒言,面色苍白。舌淡苔白,脉沉细。

（二）治疗选穴

肱骨外上髁炎微创埋线治疗选穴见表 5 - 16。

表 5 - 16　肱骨外上髁炎微创埋线治疗选穴

治疗分型	主穴	配穴
瘀血阻络 气血亏虚	夹脊穴、曲池、手三里、肘髎、手五里、小海、阿是穴	合谷、偏历 气海、血海、足三里

（三）器械材料

1. 针具　一次性埋线针,规格 8 号,长度 5 cm。
2. 材料　高分子聚合线 PGLA、PGA、PDO,2 - 0 线体,1～1.5 cm。

（四）操作技术

肱骨外上髁炎微创埋线操作技术见表 5 - 17。

表 5 - 17　肱骨外上髁炎微创埋线操作技术

穴位名称	定位	刺法	深度和方向
曲池	在肘区,尺泽与肱骨外上髁连线的中点处	垂直进针法	直刺,埋线深度 0.8～1.5 寸
手三里	在前臂,肘横纹下 2 寸,阳溪与曲池连线上	垂直进针法	直刺,埋线深度 0.8～1.2 寸
肘髎	在肘区,肱骨外上髁上缘,髁上嵴的前缘	垂直进针法	直刺,埋线深度 0.5～1 寸
合谷	在手背,第 2 掌指关节桡侧的中点处	垂直进针法	直刺,埋线深度 0.5～1 寸
偏历	在前臂,腕背侧远端横纹上 3 寸,阳溪与曲池连线上	垂直进针法	直刺,埋线深度 0.5～1 寸
手五里	在臂部,肘横纹上 3 寸,曲池与肩髃连线上	垂直进针法	直刺,埋线深度 0.5～1 寸
小海	在肘后区,尺骨鹰嘴与肱骨内上髁之间凹陷中	垂直进针法	直刺,埋线深度 0.3～0.5 寸
气海	在下腹部,脐中下 1.5 寸,前正中线上	垂直进针法	直刺,埋线深度 1.0～1.5 寸
血海	在股前内侧,髌底内侧端上 2 寸,股内侧肌隆起处	垂直进针法	直刺,埋线深度 1.0～1.5 寸
足三里	在小腿前侧,犊鼻下 3 寸,犊鼻与解溪连线上	垂直进针法	直刺,埋线深度 1.0～1.5 寸

（五）疗程

1. PGLA、PGA 材料线体　每周治疗 1 次,6 次为 1 疗程。
2. PDO 材料线体　每 2 周治疗 1 次,3 次为 1 疗程。

参考文献

[1] 丁明晖,李钢,李燕,等.穴位埋线法治疗网球肘的疗效研究[J].中国康复医学杂志,2010,25
(3):244 - 246.

[2] 林宪军,王栋.平针齐刺法配合穴位埋线治疗肱桡滑囊炎 110 例[J].针灸临床杂志,2009,25
(11):36 - 37.

[3] 陈龙安,叶晓晶,何永江.穴位埋线结合针刀治疗顽固性网球肘疗效观察[J].上海针灸杂志,

2009,28(5):266-267.

[4] 高增付.穴位埋线法治疗网球肘 30 例疗效观察[J].河北中医,2004(10):769.

九、腰背肌筋膜炎

(一) 诊断标准

1. 中医诊断标准　参照国家中医药管理局制定的《中华人民共和国中医药行业标准——中医病证诊断疗效标准》(ZY/T 001.9—94)。

(1) 可有外伤后治疗不当、劳损或外感风寒等病史。

(2) 腰背部酸痛、肌肉僵硬、有沉重感,疼痛常与天气变化有关,阴雨天及劳累后可使症状加重。

(3) 腰背部有固定压痛点或压痛较为广泛,背部肌肉僵硬,沿竖脊肌走行方向常可触到条索状改变。

(4) X 线检查无阳性体征。

2. 西医诊断标准　参照中华医学会《临床诊疗指南·骨科分册》(邱贵兴主编.人民卫生出版社,2009 年)进行诊断。

(1) 腰背部、臀部广泛疼痛,常因剧烈活动或寒冷诱发,并具引发放射区,即重压肌筋膜区皮下结节。除在该点有酸胀感外,还可在该点周围或距离稍远区域引发疼痛或肌紧张。

(2) 腰部活动受限、肌肉痉挛,部分患者有明确的疼痛扳机点。

(3) X 线检查无阳性体征。

3. 证候分类

(1) 风寒湿阻证:腰部疼痛板滞,转侧不利,疼痛牵及臀部、大腿后侧,阴雨天气加重,伴恶寒怕冷。舌淡苔白,脉弦紧。

(2) 湿热蕴结证:腰背部灼热疼痛,热天或雨天加重,得冷稍减或活动后减轻,或见发热、身重、口渴、不喜饮。舌红、苔黄腻,脉濡数或滑数。

(3) 气血凝滞证:晨起腰背部板硬刺痛,痛有定处,痛处拒按,活动后减轻。舌暗苔少,脉涩。

(4) 肝肾亏虚证:腰部隐痛,时轻时重,劳累后疼痛加剧,休息后缓解。舌淡苔少,脉细弱。

(二) 治疗选穴

腰背肌筋膜炎微创埋线治疗选穴见表 5-18。

表 5-18　腰背肌筋膜炎微创埋线治疗选穴

治疗分型	主穴	配穴
风寒湿阻		天宗、臑会、巨骨、阳陵泉、委中、悬钟、昆仑
湿热蕴结	阿是穴、颈椎夹脊、大椎、肩井、肩髎、肩贞、肾俞、大肠俞、腰阳关、环跳	阴陵泉、曲池
气血凝滞		膈俞、三阴交
肝肾亏虚		肾俞、太溪

（三）器械材料

1. 针具　一次性埋线针，规格 8 号，长度 5 cm。
2. 材料　高分子聚合线 PGLA、PGA、PDO，2-0 线体，1～1.5 cm。

（四）操作技术

腰背肌筋膜炎微创埋线操作技术见表 5-19。

表 5-19　腰背肌筋膜炎微创埋线操作技术

穴位名称	定位	刺法	深度和方向
颈夹脊	在脊柱区，第 1～7 颈椎棘突下缘，后正中线旁开 0.5 寸	垂直进针法	直刺，埋线深度 0.5～1.0 寸
手三里	在前臂，肘横纹下 2 寸，阳溪与曲池连线上	垂直进针法	直刺，埋线深度 0.8～1.2 寸
大椎	在脊柱区，第 7 颈椎棘突下凹陷中，后正中线上	提捏进针法	向上斜刺，埋线深度 0.5～1.0 寸
肩井	在肩胛区，第 7 颈椎棘突与肩峰最外侧点连线的中点	提捏进针法	向颈部方向斜刺，埋线深度 0.3～0.5 寸
肩髎	在三角肌区，肩峰外侧缘前端与肱骨大结节两骨凹陷中	垂直进针法	直刺，埋线深度 0.5～0.8 寸，植入皮下即可，不可植入关节腔
肩贞	在肩胛区，肩关节后下方，腋后纹头直上 1 寸	斜刺进针法	向外斜刺，埋线深度 1.0～1.5 寸
天宗	在肩胛区，肩胛冈中点与肩胛骨下角连线上 1/3 与下 2/3 交点凹陷中	提捏进针法	向上斜刺，埋线深度 1.0～1.5 寸
臑会	在臂后区，肩峰角下 3 寸，三角肌的后下缘	垂直进针法	直刺，埋线深度 0.5～1.0 寸
巨骨	在肩胛区，锁骨肩峰端与肩胛冈之间凹陷中	垂直进针法	直刺，埋线深度 0.5 寸，植入皮下即可，不可植入关节腔
肾俞	在脊柱区，第 2 腰椎棘突下，后正中线旁开 1.5 寸	垂直进针法	直刺，埋线深度 0.5～1.0 寸

穴位名称	定位	刺法	深度和方向
大肠俞	在脊柱区,第4腰椎棘突下,后正中线旁开 1.5 寸	垂直进针法	直刺,埋线深度 0.5～1.2 寸
腰阳关	在脊柱区,第4腰椎棘突下凹陷中,后正中线上	垂直进针法	直刺,埋线深度 0.5～1.0 寸
环跳	在臀区,股骨大转子最凸点与骶管裂孔连线 的外 1/3 与内 2/3 交点处	垂直进针法	直刺,埋线深度 2.0～3.0 寸
阳陵泉	在小腿外侧,腓骨头前下方凹陷中	垂直进针法	直刺,埋线深度 1.0～1.5 寸
委中	在膝后区,腘横纹中点	垂直进针法	直刺,埋线深度 0.5～1.0 寸,不可过深
悬钟	在小腿外侧,外踝尖上3寸,腓骨前缘	垂直进针法	直刺,埋线深度 0.5～0.8 寸
昆仑	在踝部,外踝尖与跟腱之间的凹陷中	垂直进针法	直刺,埋线深度 0.5～1.0 寸

(五) 疗程

1. PGLA、PGA 材料线体　每周治疗 1 次,6 次为 1 疗程。

2. PDO 材料线体　每 2 周治疗 1 次,3 次为 1 疗程。

参考文献

[1] 李虹.痛点埋线治疗颈肩肌筋膜炎 60 例临床观察[J].长春中医药大学学报,2009,25 (06):887.

[2] 罗云波.微创穴位埋线结合火针疗法治疗腰背肌筋膜炎疗效观察[J].四川中医,2013,31 (12):134－136.

[3] 王茂川.穴位埋线治疗腰背部肌筋膜炎[J].内蒙古中医药,2013,32(32):30.

(陶善平　孙庆银　李　涛)

第二节　内科疾病

一、慢性咳嗽

(一) 诊断标准

1. 中医诊断标准　参照国家中医药管理局制订的《中华人民共和国中医药行

业标准——中医病证诊断疗效标准》(ZY/T 001.1—94)。

（1）咳逆有声，或伴咽痒咳痰。

（2）外感咳嗽，起病急，可伴有寒热等表证。

（3）内伤咳嗽，每因外感反复发作，病程较长，可咳而伴喘。

（4）急性期查血白细胞总数和中性粒细胞增高。

（5）两肺听诊可闻及呼吸音增粗，或伴散在干湿性啰音。

（6）肺部 X 线摄片检查示正常或肺纹理增粗。

2. 西医诊断标准　参照《咳嗽的诊断与治疗指南》(中华医学会，2009 年)属于慢性咳嗽的患者。

（1）病程：咳嗽时间＞8 周。

（2）病因：①咳嗽变异性哮喘(CVA)；②上呼吸道咳嗽综合征(UACS，PNDS)；③嗜酸性粒细胞性支气管炎(EB)；④胃食管反流性咳嗽(GERC)。

（3）症状：咳嗽，有痰或无痰。有时呈刺激性干咳，可伴有咽痒，对异味、冷空气、油烟等敏感，或胸骨后烧灼感，或反酸、嗳气，或鼻塞、流滴。

（4）排除其他原因引起的慢性咳嗽。

3. 证候分类

（1）风寒袭肺：咳嗽声重，咯痰稀薄色白，恶寒，或有发热，无汗。舌苔薄白，脉浮紧。

（2）风热犯肺：咳嗽气粗，咯痰黏白或黄，咽痛或咳声嘶哑，或有发热，微恶风寒，口微渴。舌尖红，苔薄白或黄，脉浮数。

（3）燥邪伤肺：干咳少痰，咯痰不爽，鼻咽干燥，口干。舌尖红，苔薄黄少津，脉细数。

（4）痰热壅肺：咳嗽气粗，痰多稠黄，烦热口干。舌质红，苔黄腻，脉滑数。

（5）肝火犯肺：咳呛气逆阵作，咳时胸胁引痛，甚则咯血。舌红，苔薄黄少津，脉弦数。

（6）痰湿蕴肺：咳声重浊，痰多色白，晨起为甚，胸闷脘痞，纳少。舌苔白腻，脉滑。

（7）肺气亏虚：病久咳声低微，咳而伴喘，咯痰清稀色白，食少，气短胸闷，神倦乏力，自汗畏寒。舌淡嫩，苔白，脉弱。

（8）肺阴亏虚：咳久痰少，咯吐不爽，痰黏或夹血丝，咽干口燥，手足心热。舌红，少苔，脉细数。

（二）治疗选穴

慢性咳嗽微创埋线治疗选穴见表 5 - 20。

表 5 - 20　慢性咳嗽微创埋线治疗选穴

治疗分型	主穴	配穴
风寒袭肺		列缺、偏历
风热犯肺		尺泽、合谷
痰热壅肺		脾俞、足三里
燥邪伤肺	太渊、肺俞	太溪、尺泽、照海
肝火犯肺		尺泽、太溪、行间
痰湿蕴肺		脾俞、丰隆、阴陵泉
肺气亏虚		气海、足三里
肺阴亏虚		孔最、太溪

（三）器械材料

1. **针具**　一次性埋线针,规格 8 号,长度 5 cm。
2. **材料**　高分子聚合线 PGLA、PGA、PDO,2 - 0 线体,1～1.5 cm。

（四）操作技术

慢性咳嗽微创埋线操作技术见表 5 - 21。

表 5 - 21　慢性咳嗽微创埋线操作技术

穴位名称	定位	刺法	深度和方向
太渊	位于腕前区,桡骨茎突与舟状骨之间,拇长展肌腱尺侧凹陷中	提捏埋线法	向腕部平刺 0.3～0.5 寸
列缺	在前臂,腕掌侧远端横纹上 1.5 寸,拇短伸肌腱与拇长展肌腱之间,拇长展肌腱沟的凹陷中	提捏埋线法	向腕部平刺 0.3～0.5 寸
肺俞	在脊柱区,第 3 胸椎棘突下,后正中线旁开 1.5 寸	提捏进针法	向脊柱方向提捏斜刺,埋线深度 0.5～0.8 寸
偏历	在前臂,腕背侧远端横纹上 3 寸,阳溪与曲池连线上	垂直进针法	直刺,埋线深度 0.5～1 寸
尺泽	在肘区,肘横纹上,肱二头肌腱桡侧缘凹陷中	垂直进针法	直刺,埋线深度 0.5～1.2 寸

续表

穴位名称	定位	刺法	深度和方向
合谷	在手背,第 2 掌指关节桡侧的中点处	垂直进针法	直刺,埋线深度 0.5～1 寸
脾俞	在脊柱区,第 11 胸椎棘突下,后正中线旁开 1.5 寸	垂直进针法	直刺,埋线深度 0.5～1.0 寸
丰隆	在小腿前外侧,外踝尖上 8 寸,胫骨前肌的外缘	垂直进针法	直刺,埋线深度 1.0～1.5 寸
足三里	在小腿前侧,犊鼻下 3 寸,犊鼻与解溪连线上	垂直进针法	直刺,埋线深度 1.0～1.5 寸
太溪	在踝区,内踝尖与跟腱之间的凹陷中	垂直进针法	直刺,埋线深度 0.5～1.0 寸
照海	在踝区,内踝尖下 1 寸,内踝下缘边际凹陷中	提捏进针法	平刺,埋线深度 0.3～0.5 寸
行间	在足背,第 1、2 趾间,趾蹼缘后方赤白肉际处	斜刺进针法	向太冲方向斜刺,埋线深度 0.3～0.5 寸
气海	在下腹部,脐中下 1.5 寸,前正中线上	垂直进针法	直刺,埋线深度 1.0～1.5 寸
孔最	在前臂前区,腕掌侧远端横纹上 7 寸,尺泽与太渊连线上	垂直进针法	直刺,埋线深度 0.5～1 寸

(五)疗程

1. 高聚线 PGLA、PGA 材料线体　每周治疗 1 次,6 次为 1 疗程。

2. PDO 材料线体　每 2 周治疗 1 次,3 次为 1 疗程。

参考文献

[1] 李素荷,江莹.穴位埋线治疗喉源性咳嗽 56 例[J].上海针灸杂志,2009,28(4):230 - 231.

[2] 杨玉霞,刘丽华.针刺背俞穴配合穴位埋线治疗慢性咳嗽 49 例疗效观察[J].河北中医,2012,34(7):1039 - 1040.

[3] 王志祥,石彧.穴位埋线治疗肺癌患者咳喘的临床观察[J].中国医药导报,2011,8(35):109 - 110.

二、哮喘

(一)诊断标准

1. 中医诊断标准　参照国家中医药管理局制定的《中华人民共和国中医药行业标准——中医病证诊断疗效标准》(ZY/T 001.1—94)。

(1)以气短喘促、呼吸困难、甚至张口抬肩、鼻翼煽动、不能平卧、口唇发绀为特征。

（2）多有慢性咳嗽、哮病、肺痨、心悸等病史，每遇外感及劳累而诱发。

（3）桶状胸，叩诊胸部呈过清音，心浊音界缩小或消失，肝浊音界下移。肺呼吸音减低，可闻及干、湿性啰音或哮鸣音。或肝肿大，下肢浮肿，颈静脉怒张。

（4）合并感染者，白细胞总数及中性粒细胞可增高。必要时检查血钾、钠、二氧化碳结合力，以及 X 线胸部摄片，心电图，心、肺功能测定，血气分析等。

2. **西医诊断标准**　参照中华医学会呼吸病学分会哮喘学组《支气管哮喘防治指南》（2020 年版）。

（1）典型哮喘的临床症状和体征：①反复发作性喘息、气促，伴或不伴胸闷或咳嗽，夜间及晨间多发，常与接触变应原、冷空气、物理、化学性刺激、上呼吸道感染、运动等有关；②发作时及部分未控制的慢性持续性哮喘，双肺可闻及散在或弥漫性哮鸣音，呼气相延长；③上述症状和体征可经治疗缓解或自行缓解。

（2）可变气流受限的客观检查：①支气管舒张试验阳性（吸入支气管舒张剂后，FEV1 增加＞12％，且 FEV1 绝对值增加＞200 ml）；或抗炎治疗 4 周后与基线值比较 FEV1 增加＞12％，且 FEV1 绝对值增加＞200 ml（除外呼吸道感染）。②支气管激发试验阳性：一般应用吸入激发剂为乙酰甲胆碱或组胺，通常以吸入激发剂后 FEV1 下降≥20％，判断结果为阳性，提示存在气道高反应性。③呼气流量峰值（peak expiratory flow，PEF）平均每日昼夜变异率（至少连续 7 天每日 PEF 昼夜变异率之和/总天数 7）＞10％，或 PEF 周变异率[（2 周内最高 PEF 值－最低 PEF 值）/[（2 周内最高 PEF 值＋最低 PEF）×1/2]×100％]＞20％。符合上述症状和体征，同时具备气流受限客观检查中的任一条，并除外其他疾病所引起的喘息、气促、胸闷及咳嗽，可以诊断为哮喘。

3. **证候分类**

1）发作期

（1）冷哮：喉中哮鸣有声，胸膈满闷，咳痰稀白，面色晦滞，或有恶寒、发热、身痛。舌质淡，苔白滑，脉浮紧。

（2）热哮：喉中哮鸣如吼，气粗息涌，胸膈烦闷，呛咳阵作，痰黄黏稠，面红，伴有发热、心烦口渴。舌质红，苔黄腻，脉滑数。

（3）虚哮：反复发作，甚者持续哮喘，咯痰无力，声低气短，动则尤甚，唇爪甲发绀。舌质紫暗，脉弱。

2）缓解期

（1）肺气亏虚：平素自汗，怕风，常易感冒，每因气候变化而诱发。发病前喷嚏频作，鼻塞流清涕。舌苔薄白，脉濡。

（2）脾气亏虚：平素痰多，倦怠无力，食少便溏，每因饮食失当而引发。舌苔薄白，脉细缓。

（3）肾气亏虚：平素气息短促，动则为甚。腰酸腿软，脑转耳鸣，不耐劳累，下肢欠温，小便清长。舌淡，脉沉细。

（二）治疗选穴

哮喘微创埋线治疗选穴见表 5 - 22。

表 5 - 22　哮喘微创埋线治疗选穴

治疗分型	主穴	配穴
寒哮	天突、定喘、内关、列缺、肺俞、膻中、气海	风门、合谷、孔最
热哮		大椎、曲池
虚哮		肾俞、关元、丰隆、足三里
缓解期	肺俞、脾俞、肾俞	气海、关元、足三里

（三）器械材料

1. 针具　一次性埋线针，规格 8 号，长度 5 cm。
2. 材料　高分子聚合线 PGLA、PGA、PDO，2 - 0 线体，1～1.5 cm。

（四）操作技术

哮喘微创埋线操作技术见表 5 - 23。

表 5 - 23　哮喘微创埋线操作技术

穴位名称	定位	刺法	深度和方向
天突	在颈前区，胸骨上窝中央，前正中线上	提捏进针法	先直刺，埋线深度 0.2 寸，再沿胸骨向下 0.5～1.0 寸
定喘	在背部，第七颈椎棘突下，旁开 0.5 寸	垂直埋线法	直刺，埋线深度 0.5～1.0 寸
内关	在前臂前区，腕掌侧远端横纹上 2 寸，掌长肌腱与桡侧腕屈肌腱之间	提捏进针法	向腕部斜刺，埋线深度 0.5～1.0 寸
列缺	在前臂，腕掌侧远端横纹上 1.5 寸，拇短伸肌腱与拇长展肌腱之间，拇长展肌腱沟的凹陷中	提捏进针法	向上斜刺，埋线深度 0.5～0.8 寸，植入皮下

穴位名称	定位	刺法	深度和方向
风门	在脊柱区,第2胸椎棘突下,后正中线旁开1.5寸	提捏进针法	向脊柱方向提捏斜刺,埋线深度0.5~0.8寸
合谷	在手背,第2掌指关节桡侧的中点处	垂直进针法	直刺,埋线深度0.5~1寸
孔最	在前臂前区,腕掌侧远端横纹上7寸,尺泽与太渊连线上	垂直进针法	直刺,埋线深度0.5~1寸
丰隆	在小腿前外侧,外踝尖上8寸,胫骨前肌的外缘	垂直进针法	直刺,埋线深度1.0~1.5寸
足三里	在小腿前侧,犊鼻下3寸,犊鼻与解溪连线上	垂直进针法	直刺,埋线深度1.0~1.5寸
膻中	在胸部,横平第4肋间隙,前正中线上	提捏进针法	向上平刺,埋线深度0.3~0.6寸
气海	在下腹部,脐中下1.5寸,前正中线上	垂直进针法	直刺,埋线深度1.0~1.5寸
关元	在下腹部,脐中下3寸,前正中线上	垂直进针法	直刺,埋线深度0.5~1.0寸,排空小便后进针
肺俞	在脊柱区,第3胸椎棘突下,后正中线旁开1.5寸	提捏进针法	向脊柱方向提捏斜刺,埋线深度0.5~0.8寸
肾俞	在脊柱区,第2腰椎棘突下,后正中线旁开1.5寸	垂直进针法	直刺,埋线深度0.5~1.0寸
大椎	在脊柱区,第7颈椎棘突下凹陷中,后正中线上	提捏进针法	向上斜刺,埋线深度0.5~1.0寸

(五) 疗程

1. 高聚线 PGLA、PGA 材料线体　每周治疗1次,6次为1疗程。
2. PDO 材料线体　每2周治疗1次,3次为1疗程。

参考文献

[1] 孙文善,马伊磊.埋线疗法在呼吸系统疾病中的应用概况[J].上海针灸杂志,2014,33(11):1079-1082.

[2] 马伊磊,孙文善.穴位埋线疗法治疗呼吸系统疾病配方规律初探[J].中医外科杂志,2014,23(4):55-56.

[3] 杨才德.穴位埋线治疗呼吸系统疾病——哮喘[J].中国中医药现代远程教育,2015,13(10):63-65.

[4] 薛艳丽.穴位埋线治疗支气管哮喘的疗效观察及其对肺功能的影响[J].实用心脑血管病杂志,2014,22(7):52-53.

[5] 李知行.李素荷穴位埋线治疗支气管哮喘经验[J].广州中医药大学学报,2015,32(3):533-

535.

[6] 张赛男.穴位埋线治疗支气管哮喘的临床研究文献 Meta 分析[J].针灸临床杂志,2016,32
(10):74-78.

[7] 赵明华.背俞穴透刺埋线法治疗支气管哮喘临床疗效观察[J].光明中医,2012,27(2):318-
319.

[8] 周君.穴位埋线治疗过敏性哮喘临床观察[J].山西中医,2015,31(11):33-34.

[9] 中华医学会呼吸病学分会哮喘学组.支气管哮喘防治指南[J].中华结核和呼吸杂志,2020,
43(12):1023-1048.

三、胃脘痛(慢性胃炎)

(一)诊断标准

1. 中医诊断标准　参考中华中医药学会脾胃病分会 2016 年发布的《慢性胃炎中医诊疗共识意见》及《中医内科学》(张伯礼主编.人民卫生出版社,2012 年)。

(1)主要症状:不同程度和性质的胃脘部疼痛。

(2)次要症状:可兼有胃脘部胀满、痞闷、嗳气、吐酸、纳呆、胁胀、腹胀等。

(3)本病可见于任何年龄段,以中老年多见,常反复发作,难以根治。

2. 西医诊断标准　参考中华医学会消化病学分会 2012 年发布的《中国慢性胃炎共识意见》(2012,上海)及《幽门螺杆菌胃炎京都全球共识》(2014,京都)。慢性胃炎常见上腹部疼痛,食欲下降,饮食减少,或伴有烧心、反酸等。症状缺乏特异性,确诊依赖于胃镜、病理检查及幽门螺杆菌(HP)检测。

1)内镜诊断

(1)非萎缩性胃炎:内镜下可见红斑(点状、条状、片状),黏膜粗糙不平,出血点或出血斑,黏膜水肿或渗出。

(2)萎缩性胃炎:内镜下可见黏膜红白相间,以白为主,黏膜皱襞变平甚至消失,黏膜血管显露,黏膜呈颗粒状或结节样。

(3)如伴有胆汁反流、糜烂、黏膜内出血等,描述为萎缩性胃炎或非萎缩性胃炎伴胆汁反流、糜烂、黏膜内出血等。

2)病理诊断:根据需要可取 2～5 块活检组织,内镜医师应向病理科提供取材的部位、内镜检查结果和简要病史。病理医师应报告每一块活检标本的组织学变化,对 HP、慢性炎症、活动性炎症、萎缩、肠上皮化生和异型增生应予以分级。

3. 证候分类

（1）肝胃气滞证：胃脘胀痛，或伴胀满不适，嗳气频作，胁肋胀痛，胸闷不舒，症状因情绪因素诱发或加重。舌苔薄白，脉弦。

（2）肝胃郁热证：胃脘灼痛或饥嘈不适，嘈杂反酸，心烦易怒，口干口苦，大便干燥。舌质红，苔黄，脉弦或弦数。

（3）脾胃湿热证：胃脘闷痛或痞满，食少纳呆，恶心欲呕，口干口苦，身重困倦，小便短黄。舌质红，苔黄腻，脉滑或数。

（4）脾胃气虚证：胃脘隐痛或胀满，餐后明显，饮食不慎后易加重或发作，纳呆食少，疲倦乏力，少气懒言，四肢不温，大便溏薄。舌淡或有齿印，苔薄白，脉沉弱。

（5）脾胃虚寒证：胃痛隐隐，绵绵不休，喜温喜按，劳累或受凉后发作或加重，泛吐清水，纳呆食少，神疲倦怠，手足不温，大便溏薄。舌淡苔白，脉虚弱。

（6）胃阴不足证：胃脘灼热疼痛，胃中嘈杂，似饥而不欲食，口干舌燥，大便干结。舌红少津或有裂纹，苔少或无，脉细或数。

（7）瘀阻胃络证：胃脘疼痛，痛有定处，痛处拒按，面色暗滞，或有黑便。舌质暗红或有瘀点、瘀斑，脉弦涩。

（二）治疗选穴

胃脘痛微创埋线治疗选穴见表 5-24。

表 5-24　胃脘痛微创埋线治疗选穴

治疗分型	主穴	配穴
肝胃气滞		行间、期门
肝胃郁热		肝俞、曲池、太冲
脾胃湿热		三焦俞、阴陵泉
脾胃虚寒	中脘、足三里、胃俞、脾俞	关元
脾胃气虚		气海
胃阴不足		三阴交、太溪
瘀阻胃络		膈俞、三阴交

（三）器械材料

1. 针具　一次性埋线针，规格 8 号，长度 5 cm。

2. 材料　高分子聚合线 PGLA、PGA、PDO，2-0 线体，1～1.5 cm。

(四) 操作技术

胃脘痛微创埋线操作技术见表 5 - 25。

表 5 - 25　胃脘痛微创埋线操作技术

穴位名称	定位	刺法	深度和方向
中脘	在上腹部,脐中上 4 寸,前正中线上	垂直进针法	直刺,埋线深度 1.0～1.5 寸
足三里	在小腿前侧,犊鼻下 3 寸,犊鼻与解溪连线上	垂直进针法	直刺,埋线深度 1.0～1.5 寸
胃俞	在脊柱区,第 12 胸椎棘突下,后正中线旁开 1.5 寸	垂直进针法	直刺,埋线深度 0.5～1.0 寸
脾俞	在脊柱区,第 11 胸椎棘突下,后正中线旁开 1.5 寸	垂直进针法	直刺,埋线深度 0.5～1.0 寸
行间	在足背,第 1、2 趾间,趾蹼缘后方赤白肉际处	斜刺进针法	向太冲方向斜刺,埋线深度 0.3～0.5 寸
曲池	在肘区,尺泽与肱骨外上髁连线的中点处	垂直进针法	直刺,埋线深度 0.8～1.5 寸
太冲	在足背,第 1、2 趾骨间,趾骨底结合部前方凹陷中,或触及动脉搏动	垂直进针法	直刺,埋线深度 0.5～0.8 寸
阴陵泉	在小腿内侧,胫骨内侧髁下缘与胫骨内侧缘之间的凹陷中	垂直进针法	直刺,埋线深度 1.0～1.5 寸
关元	在下腹部,脐中下 3 寸,前正中线上	垂直进针法	直刺,埋线深度 0.5～1.0 寸,排尿后进针
气海	在下腹部,脐中下 1.5 寸,前正中线上	垂直进针法	直刺,埋线深度 1.0～1.5 寸
期门	在胸部,第 6 肋间隙,前正中线旁开 4 寸	提捏进针法	向乳头方向斜刺,埋线深度 0.8～1.0 寸
三阴交	在小腿内侧,内踝尖上 3 寸,胫骨内侧缘后际	垂直进针法	直刺,埋线深度 0.3～0.5 寸
太溪	在踝区,内踝尖与跟腱之间的凹陷中	垂直进针法	直刺,埋线深度 0.5～1.0 寸
膈俞	在脊柱区,第 7 胸椎棘突下,后正中线旁开 1.5 寸	提捏进针法	向脊柱方向提捏斜刺,埋线深度 0.5～0.8 寸

(五) 疗程

1. 高聚线 PGLA、PGA 材料线体　每周治疗 1 次,6 次为 1 疗程。

2. PDO 材料线体　每 2 周治疗 1 次,3 次为 1 疗程。

参考文献

[1] 孙文善. PGLA 微创埋线治疗胃脘痛[J]. 上海针灸杂志,2010,29(10):680.

[2] 冯永玲. 经络穴位辨证埋线治疗胃脘痛383例[J]. 中医外治杂志,2012,21(1):34 - 35.

［3］林超,陈东玲.推拿配合穴位埋线治疗虚寒型胃脘痛 60 例临床研究［J］.按摩与康复医学,
2018,9(9):29－31.

［4］张耀平,李德应.食疗配合三针六穴埋线法治疗胃脘痛 90 例［J］.陕西中医,2008,29(11):
1522－1523.

［5］许幸.穿刺埋线治疗胃脘痛 300 例［J］.中国中医药科技,2010(17):16－18.

四、胃痞病(功能性消化不良)

(一) 诊断标准

1. **中医诊断标准**　参考中华中医药学会脾胃病分会 2016 年制定的《消化不良中医诊疗共识意见》。以胃脘痞胀、餐后饱胀不适、早饱为主症者,应属于中医"胃痞"的范畴。

2. **西医诊断标准**　参考国际罗马委员会 2016 年在 DDW 上发布的"罗马Ⅳ标准"。

功能性消化不良罗马Ⅳ诊断标准:①符合以下标准中的一项或多项:a.餐后饱胀不适;b.早饱感;c.上腹痛;d.上腹部烧灼感。②无可以解释上述症状的结构性疾病的证据(包括胃镜检查等),必须满足餐后不适综合征或上腹痛综合征的诊断标准。上腹痛综合征诊断标准:必须满足以下至少一项;a.上腹痛(严重到足以影响日常活动);b.上腹部烧灼感(严重到足以影响日常活动),症状发作至少每周1 天。餐后不适综合征诊断标准:必须满足以下至少一项;a.餐后饱胀不适(严重到足以影响日常活动);b.早饱感(严重到足以影响日常活动),症状发作至少每周3 天。以上诊断前症状出现至少 6 个月,近 3 个月符合诊断标准。

3. **证候分类**

(1) 脾虚气滞证:胃脘痞闷或胀痛,纳呆,嗳气,疲乏,便溏。舌淡苔薄白,脉细弦。

(2) 肝胃不和证:胃脘胀满或疼痛,两胁胀满,因情志不畅而发作或加重,心烦,嗳气频作,善叹息。舌淡红,苔薄白,脉弦。

(3) 脾胃湿热证:脘腹痞满或疼痛,口干或口苦,口干不欲饮,纳呆,恶心或呕吐,小便短黄。舌红苔黄厚腻,脉滑。

(4) 脾胃虚寒证:胃脘隐痛或痞满,喜温喜按,泛吐清水,食少或纳呆,疲乏,手足不温,便溏。舌淡苔白,脉细弱。

(5) 寒热错杂证:胃脘痞满或疼痛,遇冷加重,肢冷,便溏,口干或口苦,嘈杂泛

酸。舌淡苔黄,脉弦细滑。

(二)治疗选穴

胃痞病微创埋线治疗选穴见表5-26。

表5-26　胃痞病微创埋线治疗选穴

治疗分型	主穴	配穴
脾虚气滞		气海、阳陵泉
肝胃不和		肝俞
脾胃湿热	中脘、足三里、胃俞、脾俞	三焦俞
脾胃虚寒		气海、关元
寒热错杂		关元、天枢

(三)器械材料

1. **针具**　一次性埋线针,规格8号,长度5 cm。
2. **材料**　高分子聚合线PGLA、PGA、PDO,2-0线体,1～1.5 cm。

(四)操作技术

胃痞病微创埋线操作技术见表5-27。

表5-27　胃痞病微创埋线操作技术

穴位名称	定位	刺法	深度和方向
中脘	在上腹部,脐中上4寸,前正中线上	垂直进针法	直刺,埋线深度1.0～1.5寸
足三里	在小腿前侧,犊鼻下3寸,犊鼻与解溪连线上	垂直进针法	直刺,埋线深度1.0～1.5寸
胃俞	在脊柱区,第12胸椎棘突下,后正中线旁开1.5寸	垂直进针法	直刺,埋线深度0.5～1.0寸
脾俞	在脊柱区,第11胸椎棘突下,后正中线旁开1.5寸	垂直进针法	直刺,埋线深度0.5～1.0寸
肝俞	在脊柱区,第9胸椎棘突下,后正中线旁开1.5寸	提捏进针法	向脊柱方向提捏斜刺,埋线深度0.5～0.8寸
三阴交	在小腿内侧,内踝尖上3寸,胫骨内侧缘后际	垂直进针法	直刺,埋线深度0.3～0.5寸
膈俞	在脊柱区,第7胸椎棘突下,后正中线旁开1.5寸	提捏进针法	向脊柱方向提捏斜刺,埋线深度0.5～0.8寸

续表

穴位名称	定位	刺法	深度和方向
气海	在下腹部,脐中下 1.5 寸,前正中线上	垂直进针法	直刺,埋线深度 1.0～1.5 寸
阳陵泉	在小腿外侧,腓骨头前下方凹陷中	垂直进针法	直刺,埋线深度 1.0～1.5 寸
三焦俞	在脊柱区,第 1 腰椎棘突下,后正中线旁开 1.5 寸	垂直进针法	直刺,埋线深度 0.5～1.0 寸
关元	在下腹部,脐中下 3 寸,前正中线上	垂直进针法	直刺,埋线深度 0.5～1.0 寸,排尿后进针
天枢	在上腹部,平脐中,前正中线旁开 2 寸	垂直进针法	直刺,埋线深度 0.8～1.2 寸

(五) 疗程

1. 高聚线 PGLA、PGA 材料线体　每周治疗 1 次,6 次为 1 疗程。

2. PDO 材料线体　每 2 周治疗 1 次,3 次为 1 疗程。

参考文献

张越,谢胜. 中医非药物疗法治疗慢性萎缩性胃炎的研究进展[J]. 环球中医药,2011,4(5):396 - 399.

五、泄泻病(肠易激综合征)

(一) 诊断标准

1. **中医诊断标准**　参考中华中医药学会脾胃病分会 2016 年发布的《肠易激综合征中医诊疗共识意见》及《中医内科学》(张伯礼主编. 人民卫生出版社,2012 年)。

(1) 以腹痛、大便粪质清稀为主要依据。或大便次数增多,粪质清稀,甚则如水样,或泻下完谷不化。

(2) 常先有腹胀腹痛,旋即泄泻。暴泻起病急,泻下急迫而量多。多由外感寒热、暑湿或饮食不当所致。

(3) 久泻起病缓,泻下势缓而量少,有反复发作史,多由外邪、饮食、情志、劳倦等因素诱发或加重。

2. **西医诊断标准**　根据罗马Ⅳ标准,肠易激综合征典型的临床表现为:反复发作的腹痛,最近 3 个月内每周至少发作 1 天,伴有以下 2 项或 2 项以上:①与排便有关；②发作时伴有排便频率改变；③发作时伴有粪便性状（外观）改变。诊断前症状出现至少 6 个月，近 3 个月持续存在。

3. 证候分类

（1）肝郁脾虚证：腹痛即泻，泻后痛减，急躁易怒，发作常和情绪有关，身倦乏力，两胁胀满，纳呆泛恶。舌淡胖，也可有齿痕，苔薄白，脉弦细。

（2）脾虚湿盛证：大便溏泻，腹痛隐隐，劳累或受凉后发作或加重，神疲纳呆，四肢倦怠。舌淡，边可有齿痕，苔白腻，脉虚弱。

（3）脾肾阳虚证：腹痛即泻，甚如清水状，可在晨起时发作；腹部冷痛，得温痛减，形寒肢冷；腰膝酸软，不思饮食。舌淡胖，苔白滑，脉沉细。

（4）脾胃湿热证：腹痛泄泻，泄下急迫或不爽，大便臭秽，胸闷不舒，渴不欲饮，口干口苦，甚或口臭。舌红，苔黄腻，脉滑。

（5）寒热错杂证：大便溏泻不定，腹胀肠鸣，口苦口臭，畏寒，受凉则发。舌质淡，苔薄黄，脉弦细或弦滑。

（二）治疗选穴

泄泻病微创埋线治疗选穴见表 5 - 28。

表 5 - 28　泄泻病微创埋线治疗选穴

治疗分型	主穴	配穴
肝郁脾虚		太冲、肝俞、中脘
脾虚湿盛		中脘、阴陵泉
脾胃湿热	足三里、天枢、上巨虚、大肠俞	中脘、胃俞、阴陵泉、合谷、内庭
寒热错杂		中脘、建里
脾肾阳虚		关元、脾俞、肾俞、章门

（三）器械材料

1. 针具　一次性埋线针，规格 8 号，长度 5 cm。
2. 材料　高分子聚合线 PGLA、PGA、PDO，2 - 0 线体，1～1.5 cm。

（四）操作技术

泄泻病微创埋线操作技术见表 5 - 29。

表 5-29　泄泻病微创埋线操作技术

穴位名称	定位	刺法	深度和方向
足三里	在小腿前侧,犊鼻下 3 寸,犊鼻与解溪连线上	垂直进针法	直刺,埋线深度 1.0～1.5 寸
天枢	在上腹部,平脐中,前正中线旁开 2 寸	垂直进针法	直刺,埋线深度 0.8～1.2 寸
上巨虚	在小腿前侧,犊鼻下 6 寸,犊鼻与解溪连线上	垂直进针法	直刺,埋线深度 1.0～1.5 寸
大肠俞	在脊柱区,第 4 腰椎棘突下,后正中线旁开 1.5 寸	垂直进针法	直刺,埋线深度 0.5～1.2 寸
中脘	在上腹部,脐中上 4 寸,前正中线上	垂直进针法	直刺,埋线深度 1.0～1.5 寸
阴陵泉	在小腿内侧,胫骨内侧髁下缘与胫骨内侧缘之间的凹陷中	垂直进针法	直刺,埋线深度 1.0～1.5 寸
合谷	在手背,第 2 掌指关节桡侧的中点处	垂直进针法	直刺,埋线深度 0.5～1 寸
内庭	在足背,第 2、3 趾间,趾蹼缘后方赤白肉际处	斜刺进针法	向冲阳方向斜刺,埋线深度 0.3～0.5 寸
建里	在上腹部,脐中上 3 寸,前正中线上	垂直进针法	直刺,埋线深度 1.0～1.5 寸
太冲	在足背,第 1、2 趾骨间,趾骨底结合部前方凹陷中,或触及动脉搏动	垂直进针法	直刺,埋线深度 0.5～0.8 寸
肝俞	在脊柱区,第 9 胸椎棘突下,后正中线旁开 1.5 寸	提捏进针法	向脊柱方向提捏斜刺,埋线深度 0.5～0.8 寸
脾俞	在脊柱区,第 11 胸椎棘突下,后正中线旁开 1.5 寸	垂直进针法	直刺,埋线深度 0.5～1.0 寸
胃俞	在脊柱区,第 12 胸椎棘突下,后正中线旁开 1.5 寸	垂直进针法	直刺,埋线深度 0.5～1.0 寸
肾俞	在脊柱区,第 2 腰椎棘突下,后正中线旁开 1.5 寸	垂直进针法	直刺,埋线深度 0.5～1.0 寸
章门	在侧腹部,在第 11 肋游离端的下际	提捏进针法	向期门方向斜刺,埋线深度 0.8～1.0 寸
关元	在下腹部,脐中下 3 寸,前正中线上	垂直进针法	直刺,埋线深度 0.5～1.0 寸,排空小便后进针

(五) 疗程

1. 高聚线 PGLA、PGA 材料线体　每周治疗 1 次,6 次为 1 疗程。

2. PDO 材料线体　每 2 周治疗 1 次,3 次为 1 疗程。

参考文献

[1] 孙文善.微创埋线治疗慢性腹泻[J].上海针灸杂志,2010,29(9):614.

[2] 潘慧.艾灸配合埋线治疗慢性结肠炎的观察与护理[J].光明中医,2015(10):2223-2224.

[3] 洪珍梅,王樟连.穴位埋线辨证治疗腹泻型肠易激综合征 32 例[J].上海针灸杂志,2011,30(2):121.

[4] 包连胜,高燕.穴位埋线结合隔姜灸治疗腹泻型肠易激综合征[J].内蒙古中医药,2012,31
(4):36-37.

[5] 曾均.补中益气汤合穴位埋线治疗腹泻型肠易激综合征81例[J].光明中医,2013,28(4):
763-764.

六、便秘(结肠慢传输型便秘)

(一)诊断标准

1. **中医诊断标准** 参照国家中医药管理局制定的《中华人民共和国中医药行业标准——中医病证诊断疗效标准》(ZY/T 001.1—94)和2011年中华中医药学会脾胃病分会《慢性便秘中医诊疗共识意见》。

(1)长期缺乏便意,便次减少,干燥如栗,依赖泻药且用量逐渐增大。

(2)可伴少腹胀急,神倦乏力,胃纳减退。

(3)排除肠道器质性疾病。

2. **西医诊断标准** 参照《功能性胃肠疾病(FGIDS)——罗马Ⅲ国际标准》(2006年)及中华医学会消化病学分会胃肠动力学组和外科学分会结直肠肛门外科学组颁布的《中国慢性便秘诊治指南》(2007年)。

(1)包括以下2个或2个以上症状:至少25%的排便需努挣;至少25%的排便为硬粪块;至少25%的排便有不完全排空感;至少25%的排便有肛门直肠阻塞感;至少25%的排便需手助排便;每周排便少于3次。

(2)不用泻药软粪便少见。

(3)不符合肠易激综合征的诊断标准。

(4)诊断前至少6个月中最近3个月有症状发作。

(5)结肠传输试验:标志物口服72小时后排出少于20%,弥漫分布于全结肠或聚集在左侧乙状结肠及直肠区。

轻度:指症状较轻,不影响生活,经一般处理能好转,无需用药或少用药。中度:介于轻度和重度之间。重度:指便秘症状持续,患者异常痛苦,严重影响生活,不能停药或常规治疗无效。

3. **证候分类**

(1)肠胃积热证(热秘):大便干结如栗,便时肛门疼痛,小便短赤,腹部胀满或疼痛,口干口臭,心烦不寐。舌红苔黄燥,脉滑数。

(2)肝脾不调证(气秘):大便干结,欲便不下或便而不爽,胸脘痞闷,嗳气频作,烦躁易怒或郁郁寡欢,肛门坠胀。舌淡红,苔薄腻,脉弦。

(3)肺脾气虚证(气虚秘):虽有便意但无力排出,大便质软,临厕努挣则汗出气短,便后神疲,面色白。舌淡苔薄,脉弱。

(4)肝肾阴虚证(阴虚秘):大便干结如栗,咽干少津,腰膝酸软,面色潮红。舌偏红少苔,上有裂纹,脉细数。

(5)脾肾阳虚证(冷秘):粪蓄肠间,便出艰难,长期依赖泻剂,面色㿠白,腹胀喜按,纳呆食少,四肢不温,小便清长。舌淡胖,苔白腻,脉沉迟。

(二)治疗选穴

埋线治疗便秘以导滞疏通为主。热秘,宜清热润肠;气秘,宜顺气行滞;气虚秘,宜益气润肠;血虚秘,宜养血润燥;冷秘,宜温阳通便。治疗选穴见表5-30。

表5-30　便秘微创埋线治疗选穴

治疗分型	主穴	配穴
热秘		上巨虚、合谷、曲池
气秘		中脘、行间
气虚秘	大肠俞、天枢、支沟	上巨虚、脾俞、胃俞
阴虚秘		上巨虚、三阴交
冷秘		关元

(三)器械材料

1. 针具　一次性埋线针,规格8号,长度5 cm。
2. 材料　高分子聚合线PGLA、PGA、PDO,2-0线体,1~1.5 cm。

(四)操作技术

便秘微创埋线操作技术见表5-31。

表5-31　便秘微创埋线操作技术

穴位名称	定位	刺法	深度和方向
大肠俞	在脊柱区,第4腰椎棘突下,后正中线旁开1.5寸	垂直进针法	直刺,埋线深度0.5~1.2寸

穴位名称	定位	刺法	深度和方向
天枢	在上腹部,平脐中,前正中线旁开2寸	垂直进针法	直刺,埋线深度0.8~1.2寸
支沟	在前臂后区,腕背侧远端横纹上3寸,尺骨与桡骨间隙中点	垂直进针法	直刺,埋线深度0.5~1.0寸
上巨虚	在小腿前侧,犊鼻下6寸,犊鼻与解溪连线上	垂直进针法	直刺,埋线深度1.0~1.5寸
合谷	在手背,第2掌指关节桡侧的中点处	垂直进针法	直刺,埋线深度0.5~1寸
曲池	在肘区,尺泽与肱骨外上髁连线的中点处	垂直进针法	直刺,埋线深度0.8~1.5寸
中脘	在上腹部,脐中上4寸,前正中线上	垂直进针法	直刺,埋线深度1.0~1.5寸
行间	在足背,第1、2趾间,趾蹼缘后方赤白肉际处	斜刺进针法	向太冲方向斜刺,埋线深度0.3~0.5寸
脾俞	在脊柱区,第11胸椎棘突下,后正中线旁开1.5寸	垂直进针法	直刺,埋线深度0.5~1.0寸
胃俞	在脊柱区,第12胸椎棘突下,后正中线旁开1.5寸	垂直进针法	直刺,埋线深度0.5~1.0寸
关元	在下腹部,脐中下3寸,前正中线上	垂直进针法	直刺,埋线深度0.5~1.0寸,排尿后进针
三阴交	在小腿内侧,内踝尖上3寸,胫骨内侧缘后际	垂直进针法	直刺,埋线深度0.3~0.5寸

(五) 疗程

1. 高聚线 PGLA、PGA 材料线体　每周治疗 1 次,6 次为 1 疗程。

2. PDO 材料线体　每 2 周治疗 1 次,3 次为 1 疗程。

参考文献

[1] 马丽亚,朱音.穴位埋线法治疗便秘研究进展[J].吉林中医药,2016,36(4):426-429.

[2] 潘海燕,杨发均.穴位埋线治疗功能性便秘的研究进展[J].中国临床医生杂志,2017,45(9):15-17.

[3] 李红,高鹏程.穴位埋线治疗功能性便秘的 Meta 分析[J].河北中医,2014(7):1078-1081.

[4] 尹平,郜文霞."理焦通腑"法穴位埋线治疗功能性便秘临床观察[J].上海针灸杂志,2016,35(10):1206-1209.

七、心悸

(一) 诊断标准

1. 中医诊断标准　参考中华中医药学会发布的《中医内科常见病诊疗指南》(ZYYXH/T 19—2008)。

(1) 自觉心中跳动,惊慌不安,不能自主。

（2）可见结脉、代脉、促脉等脉象。

（3）常有情志刺激、惊恐、紧张、劳倦、烟酒、咖啡、浓茶等诱发因素。

2. **西医诊断标准（心律失常：室性期前收缩）** 参考 2014 年欧洲心律协会（EHRA）、美国心律学会（HRS）和亚太心脏节律学会（APHRS）联合发布《室性心律失常专家共识》。室性期前收缩是自动型异位心律中最常见的一种，临床主要依靠心电图诊断，主要的心电图改变包括以下几点。

（1）提前出现的 QRS‐T 波群，其前无 P 波。

（2）提前的 QRS‐T 波群形状错综复杂，QRS 时间多在 0.12 s 以上。

（3）几乎全部都有完全的代偿间歇。

3. **证候分类**

（1）心虚胆怯证：心悸，善惊易恐，坐卧不安，如恐人将捕之，多梦易醒，恶闻声响，食少纳呆。苔薄白，脉细略数或细弦。

（2）气阴两虚证：心悸，气短，体倦乏力，少寐多梦，心烦，自汗盗汗，口干。舌质红少苔，脉细数无力。

（3）心脾两虚证：心悸气短，头晕乏力，面色不华，腹胀纳呆。舌淡苔薄白，脉细弱结代。

（4）心阳不振证：心悸不安，胸闷气短，动则尤甚，形寒肢冷，面色苍白。舌淡苔白，脉象虚弱或沉细无力。

（5）痰火扰心证：心悸，呕恶，口苦尿赤，痰多气短。舌暗红苔黄腻，脉滑数。

（6）气滞血瘀证：心悸、胸闷，胸痛阵发，痛无定处，时欲太息，遇情志不遂时容易诱发或加重，或兼有脘胀闷，得嗳气或矢气则舒。苔薄或薄腻，脉细弦。

（二）治疗选穴

心悸微创埋线治疗选穴见表 5‐32。

表 5‐32　心悸微创埋线治疗选穴

治疗分型	主穴	配穴
心虚胆怯		巨阙、胆俞、间使
气阴两虚		气海、肾俞、太溪
心脾两虚	心俞、神门、内关	脾俞、膈俞、巨阙、章门
心阳不振		关元、肾俞、阴陵泉
痰火扰心		丰隆、厥阴俞
气滞血瘀		气海、膈俞、血海

（三）器械材料

1. 针具　一次性埋线针，规格 8 号，长度 5 cm。
2. 材料　高分子聚合线 PGLA、PGA、PDO，2－0 线体，1～1.5 cm。

（四）操作技术

心悸微创埋线操作技术见表 5－33。

表 5－33　心悸微创埋线操作技术

穴位名称	定位	刺法	深度和方向
心俞	在脊柱区，第 5 胸椎棘突下，后正中线旁开 1.5 寸	提捏进针法	向脊柱方向提捏斜刺，埋线深度 0.5～0.8 寸
神门	在腕前区，腕掌侧远端横纹尺侧端，尺侧腕屈肌腱的桡侧缘	提捏进针法	向通里方向平刺 0.5 寸
内关	在前臂前区，腕掌侧远端横纹上 2 寸，掌长肌腱与桡侧腕屈肌腱之间	提捏进针法	向腕部斜刺，埋线深度 0.5～1.0 寸
巨阙	在上腹部，脐中上 6 寸，前正中线上	垂直进针法	直刺，埋线深度 0.3～0.6 寸
胆俞	在脊柱区，第 10 胸椎棘突下，后正中线旁开 1.5 寸	提捏进针法	向脊柱方向提捏斜刺，埋线深度 0.5～0.8 寸
间使	在前臂前区，腕掌侧远端横纹上 3 寸，掌长肌腱与桡侧腕屈肌腱之间	提捏进针法	向腕部斜刺，埋线深度 0.5～1.0 寸
脾俞	在脊柱区，第 11 胸椎棘突下，后正中线旁开 1.5 寸	垂直进针法	直刺，埋线深度 0.5～1.0 寸
膈俞	在脊柱区，第 7 胸椎棘突下，后正中线旁开 1.5 寸	提捏进针法	向脊柱方向提捏斜刺，埋线深度 0.5～0.8 寸
章门	在侧腹部，在第 11 肋游离端的下际	提捏进针法	向期门方向斜刺，埋线深度 0.8～1.0 寸
肾俞	在脊柱区，第 2 腰椎棘突下，后正中线旁开 1.5 寸	垂直进针法	直刺，埋线深度 0.5～1.0 寸
太溪	在踝区，内踝尖与跟腱之间的凹陷中	垂直进针法	直刺，埋线深度 0.5～1.0 寸
阴郄	在前臂前区，腕掌侧远端横纹上 0.5 寸，尺侧腕屈肌腱的桡侧缘	提捏进针法	向腕部沿皮刺入 0.3～0.5 寸，或透神门
气海	在下腹部，脐中下 1.5 寸，前正中线上	垂直进针法	直刺，埋线深度 1.0～1.5 寸
血海	在股前内侧，髌底内侧端上 2 寸，股内侧肌隆起处	垂直进针法	直刺，埋线深度 1.0～1.5 寸
关元	在下腹部，脐中下 3 寸，前正中线上	垂直进针法	直刺，埋线深度 0.5～1.0 寸，排尿后进针
阴陵泉	在小腿内侧，胫骨内侧髁下缘与胫骨内侧缘之间的凹陷中	垂直进针法	直刺，埋线深度 1.0～1.5 寸

续表

穴位名称	定位	刺法	深度和方向
厥阴俞	在脊柱区,第 4 胸椎棘突下,后正中线旁开 1.5 寸	提捏进针法	向脊柱方向提捏斜刺,埋线深度 0.5～0.8 寸
丰隆	在小腿前外侧,外踝尖上 8 寸,胫骨前肌的外缘	垂直进针法	直刺,埋线深度 1.0～1.5 寸

(五) 疗程

1. 高聚线 PGLA、PGA 材料线体　每周治疗 1 次,6 次为 1 疗程。

2. PDO 材料线体　每 2 周治疗 1 次,3 次为 1 疗程。

参考文献

[1] 黄春英.针刺加穴位埋线治疗心悸 38 例[J].河南中医,2011,31(11):178-180.

[2] 严容,陈红.内关穴位埋线治疗心悸 30 例临床观察[J].湖南中医杂志,2015,31(1):208-300.

[3] 刘国政,白晓娟.穴位埋线治疗心悸 73 例[J].中国针灸,2009,29(4):33-34.

八、失眠

(一) 诊断标准

1. **中医诊断标准**　参照中华中医药学会发布的《中医内科常见病诊疗指南中医病证部分》(中国中医药出版社,2008 年)。

(1) 入睡困难,或睡而易醒,醒后不能再睡,重则彻夜难眠,连续 4 周以上。

(2) 常伴有多梦、心烦、头昏头痛、心悸健忘、神疲乏力等症状。

(3) 无妨碍睡眠的其他器质性病变和诱因。

2. **西医诊断标准**　参照《ICD-10 精神与行为障碍分类》(人民卫生出版社,1993 年)。

主诉入睡困难,或难以维持睡眠,或睡眠质量差。

(1) 这种睡眠紊乱每周至少发生 3 次并持续 1 个月以上。

(2) 日夜专注于失眠,过分担心失眠的后果。

(3) 睡眠质和(或)量的不满意引起了明显的苦恼或影响了社会及职业功能。

3. 证候分类

（1）肝火扰心证：突发失眠，性情急躁易怒，不易入睡或入睡后多梦惊醒，胸胁胀闷，善太息，口苦咽干，头晕头胀，目赤耳鸣，便秘溲赤。舌质红苔黄，脉弦数。

（2）痰热扰心证：失眠时作，噩梦纷纭，易惊易醒，头目昏沉，脘腹痞闷，口苦心烦，饮食少思，口黏痰多。舌质红，苔黄腻或滑腻，脉滑数。

（3）胃气失和证：失眠多发生在饮食后，脘腹痞闷，食滞不化，嗳腐酸臭，大便臭秽，纳呆食少。舌质红，苔厚腻，脉弦或滑数。

（4）瘀血内阻证：失眠日久，躁扰不宁，胸不任物，胸任重物，夜多惊梦，夜不能睡，夜寐不安，面色青黄，或面部色斑，胸痛、头痛日久不愈，痛如针刺而有定处，或呃逆日久不止，或饮水即呛，干呕，或内热瞀闷，或心悸怔忡，或急躁易怒，或入暮潮热。舌质暗红、舌面有瘀点，唇暗或两目暗黑，脉涩或弦紧。

（5）心脾两虚证：不易入睡，睡而不实，多眠易醒，醒后难以复寐，心悸健忘，神疲乏力，四肢倦怠，纳谷不香，面色萎黄，口淡无味，腹胀便溏。舌质淡苔白，脉细弱。

（6）心胆气虚证：心悸胆怯，不易入睡，寐后易惊，遇事善惊，气短倦怠，自汗乏力。舌质淡苔白，脉弦细。

（7）心肾不交证：夜难入寐，甚则彻夜不眠，心中烦乱，头晕耳鸣，潮热盗汗，男子梦遗阳痿，女子月经不调，健忘，口舌生疮，大便干结。舌尖红少苔，脉细。

（二）治疗选穴

失眠微创埋线治疗选穴见表 5-34。

表 5-34　失眠微创埋线治疗选穴

治疗分型	主穴	配穴
肝火扰心		行间、侠溪
痰热扰心		曲池、丰隆、内关
胃气失和		足三里、中脘、内关
瘀血内阻	四神聪、印堂、安眠、心俞	膈俞、血海、三阴交
心脾两虚		脾俞、神门、三阴交
心胆气虚		神门、胆俞、丘墟
心虚胆怯		胆俞、行间
心肾不交		肾俞、太溪

（三）器械材料

1. 针具　一次性埋线针,规格 8 号,长度 5 cm。
2. 材料　高分子聚合线 PGLA、PGA、PDO,2-0 线体,1~1.5 cm。

（四）操作技术

失眠微创埋线操作技术见表 5-35。

表 5-35　失眠微创埋线操作技术

穴位名称	定位	刺法	深度和方向
四神聪	在头部,百会穴前后左右各旁开 1 寸,共 4 穴	提捏进针法	向百会方向平刺 0.3~0.5 寸
印堂	在头部,两眉毛内侧端中间的凹陷中	提捏进针法	向鼻梁提捏平刺 0.3~0.5 寸
安眠	在翳风与风池两穴连线之中点	直刺进针法	直刺,埋线深度 0.3~0.5 寸
心俞	在脊柱区,第 5 胸椎棘突下,后正中线旁开 1.5 寸	提捏进针法	向脊柱方向提捏斜刺,埋线深度 0.5~0.8 寸
行间	在足背,第 1、2 趾间,趾蹼缘后方赤白肉际处	斜刺进针法	向太冲方向斜刺,埋线深度 0.3~0.5 寸
风池	在颈后区,枕骨之下,胸锁乳突肌上端与斜方肌上端之间的凹陷中	斜刺进针法	向鼻尖方向斜刺,埋线深度 0.3~0.5 寸
足三里	在小腿前侧,犊鼻下 3 寸,犊鼻与解溪连线上	垂直进针法	直刺,埋线深度 1.0~1.5 寸
中脘	在上腹部,脐中上 4 寸,前正中线上	垂直进针法	直刺,埋线深度 1.0~1.5 寸
丰隆	在小腿前外侧,外踝尖上 8 寸,胫骨前肌的外缘	垂直进针法	直刺,埋线深度 1.0~1.5 寸
内关	在前臂前区,腕掌侧远端横纹上 2 寸,掌长肌腱与桡侧腕屈肌腱之间	提捏进针法	向腕部斜刺,埋线深度 0.5~1.0 寸
肾俞	在脊柱区,第 2 腰椎棘突下,后正中线旁开 1.5 寸	垂直进针法	直刺,埋线深度 0.5~1.0 寸
太溪	在踝区,内踝尖与跟腱之间的凹陷中	垂直进针法	直刺,埋线深度 0.5~1.0 寸
脾俞	在脊柱区,第 11 胸椎棘突下,后正中线旁开 1.5 寸	垂直进针法	直刺,埋线深度 0.5~1.0 寸
神门	在腕前区,腕掌侧远端横纹尺侧端,尺侧腕屈肌腱的桡侧缘	提捏进针法	向通里方向平刺 0.5 寸
三阴交	在小腿内侧,内踝尖上 3 寸,胫骨内侧缘后际	垂直进针法	直刺,埋线深度 0.3~0.5 寸
胆俞	在脊柱区,第 10 胸椎棘突下,后正中线旁开 1.5 寸	提捏进针法	向脊柱方向提捏斜刺,埋线深度 0.5~0.8 寸

（五）疗程

1. 高聚线 PGLA、PGA 材料线体　每周治疗 1 次,6 次为 1 疗程。

2. PDO 材料线体　每 2 周治疗 1 次,3 次为 1 疗程。

参考文献

［1］马燕,曹晓玲.微创穴位埋线治疗痰热内扰型不寐临床观察［J］.世界中医药,2016,11(9):1863-1867.

［2］黄卫强,潘小霞.穴位埋线治疗不寐 84 例［J］.上海针灸杂志,2009,28(6):351-352.

［3］程昊,赵喜新.穴位埋线治疗不寐的临床观察［J］.中医临床研究,2014,(16):28-29.

［4］曹瑞璋.穴位埋线治疗心肾不交型不寐 56 例疗效分析［J］.中外健康文摘,2012(36):240-241.

九、劳淋(尿路感染)

(一) 诊断标准

1. **中医诊断标准**　参照普通高等教育"十一五"国家级规划教材《中医内科学》(周仲瑛主编,中国中医药出版社,2007 年)和《实用中医内科学》第二版(王永炎、严世芸主编,上海科学技术出版社,2009 年)。

(1) 小便频数,淋沥涩痛,小腹拘急引痛,为各种淋证的主症,是诊断淋证的主要依据。

(2) 病程较长,缠绵难愈,时轻时重,遇劳加重或诱发。尿液赤涩不甚,溺痛不著,淋沥不已,余沥难尽,乏力,不耐劳累。

(3) 病久或反复发作后,常伴有低热、腰痛、小腹坠胀等。

2. **西医诊断标准**　参照《内科学》第七版(陆再英等主编,人民卫生出版社,2008 年)和《肾脏病临床与进展》(郑法雷等主编,人民军医出版社,2006 年)。尿路感染诊断标准如下。

(1) 清洁中段尿(要求尿停留在膀胱 4~6 小时以上)细菌定量培养,菌落数≥105/ml。

(2) 清洁离心中段尿沉渣白细胞数>10 个/HP,有尿路感染症状。

具备上述两项可以确诊。如无第二项,则应再做尿菌计数复查;如仍≥105/ml,且两次的细菌相同者,可以确诊。

(3) 做膀胱穿刺尿培养,细菌阳性(不论菌数多少),亦可确诊。

(4) 做尿菌培养计数有困难者,可用治疗前清晨清洁中段尿(尿停留于膀胱 4~6 小时以上)离心尿沉渣革兰染色查找细菌,如细菌>1/油镜视野,结合临床症状亦可确诊。

（5）尿细菌数在 104～105/ml 者应复查。如仍为 104～105/ml，需结合临床表现诊断，或做膀胱穿刺尿培养确诊。

（6）当女性有明显尿频、尿急、尿痛、尿白细胞增多、清洁中段尿细菌定量培养≥102/ml，为常见致病菌时，可拟诊为尿路感染。

（7）老年男性，如有尿路感染症状，清洁中段尿培养菌落计数≥103/ml 时，可以诊断；对于存在尿路复杂情况，如前列腺肥大、尿路结石或留置导尿管等，清洁中段尿培养菌落计数≥104/ml 时，可以诊断。

再发性尿路感染是指半年内尿路感染发作 2 次或 2 次以上，或 1 年内尿路感染发作 3 次或 3 次以上。再发性尿路感染包括重新感染和尿路感染复发。①重新感染：治疗后症状消失，尿细菌定量培养阴性，但在停药 6 周后再次出现真性细菌尿，菌株与上次不同，称为重新感染。②尿路感染复发：治疗后症状消失，尿细菌定量培养转阴后在 6 周内再出现菌尿，菌种与上次相同（菌种相同且为同一血清型），称为尿路感染复发。

3. 证候分类

（1）气阴两虚：尿频，倦怠乏力，小腹不适，尿色黄赤，遇劳加重或复发。手足心热。舌质红少津，脉沉细或弦数或滑数。

（2）肾阴不足：尿频而短，腰酸痛/手足心热，小腹不适，尿热，口干舌燥，小便涩痛。舌红少苔，脉细数或滑数。

（3）阴阳两虚：尿频，欲出不尽，遇冷加重，小腹凉，腰酸痛，夜尿频。舌质淡，苔薄白，脉细弱或沉细。

（二）治疗选穴

劳淋微创埋线治疗选穴见表 5－36。

表 5－36　劳淋微创埋线治疗选穴

治疗分型	主穴	配穴
气阴两虚		气海、关元、足三里、三阴交
肾阴不足	膀胱俞、中极、阴陵泉、曲泉、行间	太溪
阴阳两虚		脾俞、肾俞

(三) 器械材料

1. 针具　一次性埋线针,规格 8 号,长度 5 cm。
2. 材料　高分子聚合线 PGLA、PGA、PDO,2-0 线体,1~1.5 cm。

(四) 操作技术

劳淋微创埋线操作技术见表 5-37。

表 5-37　劳淋微创埋线操作技术

穴位名称	定位	刺法	深度和方向
气海	在下腹部,脐中下 1.5 寸,前正中线上	垂直进针法	直刺,埋线深度 1.0~1.5 寸
关元	在下腹部,脐中下 3 寸,前正中线上	垂直进针法	直刺,埋线深度 0.5~1.0 寸,排尿后进针
足三里	在小腿前侧,犊鼻下 3 寸,犊鼻与解溪连线上	垂直进针法	直刺,埋线深度 1.0~1.5 寸
三阴交	在小腿内侧,内踝尖上 3 寸,胫骨内侧缘后际	垂直进针法	直刺,埋线深度 0.3~0.5 寸
膀胱俞	在骶区,横平第 2 骶后孔,骶正中嵴旁开 1.5 寸	垂直进针法	直刺,埋线深度 0.5~1.2 寸
中极	在下腹部,脐中下 4 寸,前正中线上	垂直进针法	直刺,埋线深度 0.5~1.0 寸,排尿后进针
阴陵泉	在小腿内侧,胫骨内侧髁下缘与胫骨内侧缘之间的凹陷中	垂直进针法	直刺,埋线深度 1.0~1.5 寸
曲泉	在膝部,腘横纹内侧端,半腱肌腱内缘凹陷中	垂直进针法	直刺,埋线深度 0.8~1.0 寸
行间	在足背,第 1、2 趾间,趾蹼缘后方赤白肉际处	斜刺进针法	向太冲方向斜刺,埋线深度 0.3~0.5 寸
太溪	在踝区,内踝尖与跟腱之间的凹陷中	垂直进针法	直刺,埋线深度 0.5~1.0 寸
脾俞	在脊柱区,第 11 胸椎棘突下,后正中线旁开 1.5 寸	垂直进针法	直刺,埋线深度 0.5~1.0 寸
肾俞	在脊柱区,第 2 腰椎棘突下,后正中线旁开 1.5 寸	垂直进针法	直刺,埋线深度 0.5~1.0 寸

(五) 疗程

1. 高聚线 PGLA、PGA 材料线体　每周治疗 1 次,6 次为 1 疗程。
2. PDO 材料线体　每 2 周治疗 1 次,3 次为 1 疗程。

十、阳痿

（一）诊断标准

1. **中医诊断标准**　参照国家中医药管理局制定的《中华人民共和国中医药行业标准——中医病证诊断疗效标准》（ZY/T 001.1—94）、《中国中西医结合男科学》（贾金铭主编，中国医药科技出版社，2005 年）。

（1）成年男性，在性生活时阴茎不能勃起，或勃而不坚，不能进行正常性生活。

（2）多有房事太过，或青少年期多犯手淫史。常伴有神倦乏力、腰酸膝软、畏寒肢冷，或小便不畅、滴沥不尽等症。

（3）排除性器官发育不全，或药物引起的阳痿。

2. **西医诊断标准**　参考《男科学》（郭应禄主编，人民卫生出版社，2004 年）、《阴茎勃起功能障碍诊断治疗指南》（欧洲泌尿外科学会，2011 年）。

勃起功能障碍（erectile dysfunction，ED）是指阴茎持续（至少 6 个月）不能达到或不能维持足够的硬度以获得满意的性生活。

（1）病史：收集完整的病史，包括内外科疾病史、服药史、社交史、婚姻史及性生活史等，并采用国际勃起功能指数-5（IIEF-5）等评估病情，初步判断阳痿病的程度、类型、病因等。

（2）体格检查：包括第二性征发育、外周血管检查、生殖系统检查、神经系统检查等，其目的在于发现与阳痿病有关的神经系统、内分泌系统、心血管系统及生殖器官的缺陷及异常。

（3）实验室检查：包括血常规、尿常规、空腹血糖、胆固醇、高密度脂蛋白、低密度脂蛋白及肝肾功能检查，对发现糖尿病、血脂代谢异常和慢性肝肾疾病是必要的。对有怀疑有其他问题的患者需进行性激素、甲状腺素、儿茶酚胺及其代谢物测定。

（4）特殊检查：包括夜间阴茎勃起试验（NPT）、阴茎硬度测定、阴茎海绵体注射血管活性药物试验（ICI）、阴茎海绵体彩色多普勒超声检查（CDU）、阴茎海绵体造影、勃起功能障碍的神经检查等。

3. **证候分类**

（1）肝气郁结证：阳事痿弱，精神抑郁；喜猜疑，紧张焦虑，性欲淡漠，失眠多梦，善叹息，两胁胀闷或疼痛不适。舌淡或红黯，苔薄，脉弦或弦细。

（2）湿热下注证：勃起不坚，或不能持久；阴囊潮湿、瘙痒、或臊臭坠胀，口苦咽干，尿黄便滞，脘闷食少，腰骶胀痛，下肢酸困。舌红苔黄腻，脉滑数或弦数。

（3）瘀血阻滞证：勃起不坚，或不能勃起；会阴部，或阴囊，或下腹部，或耻骨上区，或腰骶及肛周坠胀疼痛。舌质暗或有瘀点，瘀斑，脉弦或涩。

（4）心脾两虚证：阳事痿弱，性欲淡漠；神疲乏力，面色萎黄，食少便溏，心悸少寐，多梦健忘。舌淡苔少，边有齿痕，脉细弱。

（5）肾阳虚衰证：性欲低下，阳事痿弱；腰膝酸软，畏寒肢冷，精神萎靡，阴部冷湿，精冷滑泄。舌淡苔白，脉沉细或尺弱。

（6）肾阴亏虚证：欲念频萌，阳事易举却不坚或不久；口干咽热，失眠健忘，五心烦热，遗精，头晕耳鸣，腰膝酸软，形体消瘦。舌质淡红，苔少薄黄，脉细或沉细数。

（二）治疗选穴

阳痿微创埋线治疗选穴见表 5 - 38。

表 5 - 38　阳痿微创埋线治疗选穴

治疗分型	主穴	配穴
肝气郁结		肝俞、太冲
湿热下注		中极、曲泉、行间
瘀血阻滞	肾俞、三阴交	血海、膈俞
心脾两虚		心俞、脾俞、关元、足三里
肾阳虚衰		命门、关元、中极
肾阴亏虚		心俞、神门、气海

（三）器械材料

1. 针具　一次性埋线针，规格 8 号，长度 5 cm。
2. 材料　高分子聚合线 PGLA、PGA、PDO，2 - 0 线体，1～1.5 cm。

（四）操作技术

阳痿微创埋线操作技术见表 5 - 39。

表 5-39 阳痿微创埋线操作技术

穴位名称	定位	刺法	深度和方向
肾俞	在脊柱区,第 2 腰椎棘突下,后正中线旁开 1.5 寸	垂直进针法	直刺,埋线深度 0.5～1.0 寸
三阴交	在小腿内侧,内踝尖上 3 寸,胫骨内侧缘后际	垂直进针法	直刺,埋线深度 0.3～0.5 寸
肝俞	在脊柱区,第 9 胸椎棘突下,后正中线旁开 1.5 寸	提捏进针法	向脊柱方向提捏斜刺,埋线深度 0.5～0.8 寸
太冲	在足背,第 1、2 趾骨间,趾骨底结合部前方凹陷中,或触及动脉搏动	垂直进针法	直刺,埋线深度 0.5～0.8 寸
命门	在脊柱区,第 2 腰椎棘突下凹陷中,后正中线上	提捏进针法	向上斜刺,埋线深度 0.5～1.0 寸
关元	在下腹部,脐中下 3 寸,前正中线上	垂直进针法	直刺,埋线深度 0.5～1.0 寸,排尿后进针
中极	在下腹部,脐中下 4 寸,前正中线上	垂直进针法	直刺,埋线深度 0.5～1.0 寸,排尿后进针
心俞	在脊柱区,第 5 胸椎棘突下,后正中线旁开 1.5 寸	提捏进针法	向脊柱方向提捏斜刺,埋线深度 0.5～0.8 寸
脾俞	在脊柱区,第 11 胸椎棘突下,后正中线旁开 1.5 寸	垂直进针法	直刺,埋线深度 0.5～1.0 寸
足三里	在小腿前侧,犊鼻下 3 寸,犊鼻与解溪连线上	垂直进针法	直刺,埋线深度 1.0～1.5 寸
神门	在腕前区,腕掌侧远端横纹尺侧端,尺侧腕屈肌腱的桡侧缘	提捏进针法	向通里方向平刺 0.5 寸
气海	在下腹部,脐中下 1.5 寸,前正中线上	垂直进针法	直刺,埋线深度 1.0～1.5 寸
曲泉	在膝部,腘横纹内侧端,半腱肌腱内缘凹陷中	垂直进针法	直刺,埋线深度 0.8～1.0 寸
行间	在足背,第 1、第 2 趾间,趾蹼缘后方赤白肉际处	斜刺进针法	向太冲方向斜刺,埋线深度 0.3～0.5 寸

(五) 疗程

1. 高聚线 PGLA、PGA 材料线体 每周治疗 1 次,6 次为 1 疗程。

2. PDO 材料线体 每 2 周治疗 1 次,3 次为 1 疗程。

参考文献

[1] 刘金竹,杨冠军.任督二脉为主穴位埋线治疗功能性阳痿 42 例[J].上海针灸杂志,2010,29 (4):242.

[2] 杨冠军.补母泻子法穴位埋线治疗肝郁肾虚型阳痿 52 例[J].中国民间疗法,2017,25 (11):26.

[3] 黄从军,支太朝.穴位埋线联合泻肝益肾汤治疗肝郁肾虚型阳痿的临床疗效观察[J].中国性

科学,2018,27(9):91-94.

十一、消渴(2 型糖尿病)

(一)诊断标准

1. **中医诊断标准** 参照国家中医药管理局制定的《中华人民共和国中医药行业标准——中医病证诊断疗效标准》(ZY/T 001.1—94)

(1)口渴多饮,多食易饥,尿频量多,形体消瘦。

(2)初起可"三多"症状不著。病久常并发眩晕、肺痨、胸痹、中风、雀目、疮疖等。严重者可见烦渴、头痛、呕吐、腹痛、呼吸短促,甚或昏迷厥脱危象。

(3)查空腹、餐后 2 小时尿糖和血糖,尿比重,葡萄糖耐量试验。必要时查尿酮体、血尿素氮、肌酐、二氧化碳结合力、血钾、钠、钙、氯化物等。

2. **西医诊断标准** 参考中华医学会糖尿病分会《中国 2 型糖尿病防治指南》。空腹血糖(FPG)≥7.0 mmol/L,或葡萄糖负荷后 2 小时血糖(2HPG)≥11.1 mmol/L,或典型糖尿病症状(多饮、多尿、多食、体重下降)加上随机血糖≥11.1 mmol/L。无糖尿病症状者,需改日重复检查。HbA1c≥6.5%作为诊断糖尿病的参考。

3. **证候分类**

(1)肝胃郁热证(消渴病前期、早期):脘腹痞满,胸胁胀闷,面色红赤,形体偏胖,腹部胀大,心烦易怒,口干口苦,大便干,小便色黄。舌质红,苔黄,脉弦数。

(2)阴虚火旺证(消渴病早期):五心烦热,急躁易怒,口干口渴,渴喜冷饮,易饥多食,时时汗出,少寐多梦,溲赤便秘。舌红赤少苔,脉虚细数。

(3)气阴两虚证(消渴病中期):消瘦,倦怠乏力,气短懒言,易汗出,胸闷憋气,脘腹胀满,腰膝酸软,虚浮便溏,口干口苦。舌淡体胖,苔薄白干或少苔,脉虚细无力。

(4)阴阳两虚证(消渴病后期):小便频数,夜尿增多,浑浊如脂如膏,甚至饮一溲一,五心烦热,口干咽燥,耳轮干枯,面色黧黑;畏寒肢凉,面色苍白,神疲乏力,腰膝酸软,脘腹胀满,食纳不香,阳痿,面目浮肿,五更泄泻。舌淡体胖,苔白而干,脉沉细无力。

(二)治疗选穴

消渴微创埋线治疗选穴见表 5-40

表 5−40 消渴微创埋线治疗选穴

治疗分型	主穴	配穴
肝胃郁热		三阴交、足三里、内庭
阴虚火旺		太溪
气阴两虚	胰俞、肝俞、胃俞	气海、足三里、太溪、三阴交
阴阳两虚		命门、太溪、气海、足三里

（三）器械材料

1. **针具** 一次性埋线针,规格 8 号,长度 5 cm。
2. **材料** 高分子聚合线 PGLA、PGA、PDO,2−0 线体,1～1.5 cm。

（四）操作技术

消渴微创埋线操作技术见表 5−41。

表 5−41 消渴微创埋线操作技术

穴位名称	定位	刺法	深度和方向
胰俞	在脊柱区,第 8 胸椎棘突下,后正中线旁开 1.5 寸	提捏进针法	向脊柱方向提捏斜刺,埋线深度 0.5～0.8 寸
肝俞	在脊柱区,第 9 胸椎棘突下,后正中线旁开 1.5 寸	提捏进针法	向脊柱方向提捏斜刺,埋线深度 0.5～0.8 寸
胃俞	在脊柱区,第 12 胸椎棘突下,后正中线旁开 1.5 寸	垂直进针法	直刺,埋线深度 0.5～1.0 寸
三阴交	在小腿内侧,内踝尖上 3 寸,胫骨内侧缘后际	垂直进针法	直刺,埋线深度 0.3～0.5 寸
足三里	在小腿前侧,犊鼻下 3 寸,犊鼻与解溪连线上	垂直进针法	直刺,埋线深度 1.0～1.5 寸
内庭	在足背,第 2、3 趾间,趾蹼缘后方赤白肉际处	斜刺进针法	向冲阳方向斜刺,埋线深度 0.3～0.5 寸
太溪	在踝区,内踝尖与跟腱之间的凹陷中	垂直进针法	直刺,埋线深度 0.5～1.0 寸
命门	在脊柱区,第 2 腰椎棘突下凹陷中,后正中线上	提捏进针法	向上斜刺,埋线深度 0.5～1.0 寸
气海	在下腹部,脐中下 1.5 寸,前正中线上	垂直进针法	直刺,埋线深度 1.0～1.5 寸

（五）疗程

1. **高聚线 PGLA、PGA 材料线体** 每周治疗 1 次,6 次为 1 疗程。

2. PDO材料线体　每2周治疗1次,3次为1疗程。

参考文献

[1] 张中新.胰俞穴埋线治疗2型糖尿病临床报道[J].针灸临床杂志,2005,21(6):40-41.

[2] 张力彪.穴位埋线对糖尿病前期人群糖代谢的影响[J].针灸临床杂志,2010,26(11):1-4.

[3] 王彦军.穴位埋线治疗2型糖尿病前期患者疗效观察[J].上海针灸杂志,2015,34(11): 1064-1066.

[4] 薛宁.不同疗程穴位埋线治疗糖尿病前期临床观察[J].江苏中医药,2016,48(3):58-59.

十二、郁证(抑郁)

(一)诊断标准

1. 中医诊断标准　参照国家中医药管理局制订的《中华人民共和国中医药行业标准——中医病证诊断疗效标准》(ZY/T 001.1—94)。

(1)忧郁不畅,精神不振,胸闷胁胀,善太息。或不思饮食,失眠多梦,易怒善哭等症。

(2)有郁怒、多虑、悲哀、忧愁等情志所伤史。

(3)经各系统检查和实验室检查可排除器质性疾病。

2. 西医诊断标准

(1)病人通常有心境低落、兴趣和愉快感丧失,导致劳累感增加和活动减少的精力降低。常见症状还有稍做事情即觉明显的倦怠。

(2)集中注意能力降低。

(3)自我评价和自信降低。

(4)自罪观念和无价值感(即使在轻度发作中也有)。

(5)认为前途暗淡悲观。

(6)自伤或自杀的观念或行为。

(7)睡眠障碍。

(8)食欲减退。

3. 证候分类

(1)肝郁气滞证:精神抑郁,胸胁作胀或脘痞,面色晦暗,嗳气频作,善太息,夜寐不安,月经不调。舌质淡,苔薄白,脉弦。

(2)肝郁脾虚证:精神抑郁,胸胁胀满,多疑善虑,喜太息,纳呆,消瘦,稍事活动便觉倦怠,脘痞嗳气,大便时溏时干,或咽中不适。舌苔薄白,脉弦细或弦滑。

（3）心脾两虚证:善思多虑不解,胸闷心悸,神疲,失眠,健忘,面色萎黄,头晕,神疲倦怠,易自汗,纳谷不化,便溏。舌质淡苔白,脉细。

（4）肾虚肝郁证:情绪低落,烦躁兼兴趣索然,神思不聚,善忘,忧愁善感,胁肋胀痛,时有太息,腰酸背痛,性欲低下。舌红苔薄黄,脉弦细或沉弦。

（5）肝胆湿热证:烦躁易怒,胸胁胀满,多梦,耳中轰鸣,头晕头胀,腹胀,口苦,咽有异物感,恶心,小便短赤。舌质红,苔黄腻,脉弦数或滑数。

（二）治疗选穴

郁证微创埋线治疗选穴见表 5－42。

表 5－42　郁证微创埋线治疗选穴

治疗分型	主穴	配穴
肝郁气滞		太冲、膻中、内关、丰隆
肝郁脾虚		行间、足三里
心脾两虚	肝俞、心俞、脾俞	神门、中脘、足三里
肾虚肝郁		太溪、太冲
肝胆湿热		行间、阳陵泉、支沟、内庭
忧郁伤神		神门、三阴交、内关、膻中

（三）器械材料

1. 针具　一次性埋线针,规格 8 号,长度 5 cm。
2. 材料　高分子聚合线 PGLA、PGA、PDO,2－0 线体,1～1.5 cm。

（四）操作技术

郁证微创埋线操作技术见表 5－43。

表 5－43　郁证微创埋线操作技术

穴位名称	定位	刺法	深度和方向
肝俞	在脊柱区,第 9 胸椎棘突下,后正中线旁开 1.5 寸	提捏进针法	向脊柱方向提捏斜刺,埋线深度 0.5～0.8 寸

穴位名称	定位	刺法	深度和方向
心俞	在脊柱区,第 5 胸椎棘突下,后正中线旁开 1.5 寸	提捏进针法	向脊柱方向提捏斜刺,埋线深度 0.5～0.8 寸
脾俞	在脊柱区,第 11 胸椎棘突下,后正中线旁开 1.5 寸	垂直进针法	直刺,埋线深度 0.5～1.0 寸
太冲	在足背,第 1、2 趾骨间,趾骨底结合部前方凹陷中,或触及动脉搏动	垂直进针法	直刺,埋线深度 0.5～0.8 寸
膻中	在胸部,横平第 4 肋间隙,前正中线上	提捏进针法	向上平刺,埋线深度 0.3～0.6 寸
内关	在前臂前区,腕掌侧远端横纹上 2 寸,掌长肌腱与桡侧腕屈肌腱之间	提捏进针法	向腕部斜刺,埋线深度 0.5～1.0 寸
丰隆	在小腿前外侧,外踝尖上 8 寸,胫骨前肌的外缘	垂直进针法	直刺,埋线深度 1.0～1.5 寸
行间	在足背,第 1、2 趾间,趾蹼缘后方赤白肉际处	斜刺进针法	向太冲方向斜刺,埋线深度 0.3～0.5 寸
足三里	在小腿前侧,犊鼻下 3 寸,犊鼻与解溪连线上	垂直进针法	直刺,埋线深度 1.0～1.5 寸
神门	在腕前区,腕掌侧远端横纹尺侧端,尺侧腕屈肌腱的桡侧缘	提捏进针法	向通里方向平刺 0.5 寸
中脘	在上腹部,脐中上 4 寸,前正中线上	垂直进针法	直刺,埋线深度 1.0～1.5 寸
太溪	在踝区,内踝尖与跟腱之间的凹陷中	垂直进针法	直刺,埋线深度 0.5～1.0 寸
阳陵泉	在小腿外侧,腓骨头前下方凹陷中	垂直进针法	直刺,埋线深度 1.0～1.5 寸
支沟	在前臂后区,腕背侧远端横纹上 3 寸,尺骨与桡骨间隙中点	垂直进针法	直刺,埋线深度 0.5～1.0 寸
内庭	在足背,第 2、3 趾间,趾蹼缘后方赤白肉际处	斜刺进针法	向冲阳方向斜刺,埋线深度 0.3～0.5 寸
三阴交	在小腿内侧,内踝尖上 3 寸,胫骨内侧缘后际	垂直进针法	直刺,埋线深度 0.3～0.5 寸

(五) 疗程

1. 高聚线 PGLA、PGA 材料线体　每周治疗 1 次,6 次为 1 疗程。
2. PDO 材料线体　每 2 周治疗 1 次,3 次为 1 疗程。

十三、缺血性脑卒中后遗症(中风)

(一) 诊断标准

1. 中医诊断标准　参照中国中西医结合学会神经科专业委员会 2006 年 6 月

制定的《脑梗死和脑出血中西医结合诊断标准》。

（1）既往史：可有高血压、高脂血症等中风危险因素。

（2）病史：突然起病，病情持续 24 小时以上。

（3）症状体征：偏身运动障碍、偏身感觉障碍、偏盲、言语吞咽功能障碍、头痛、头晕、呕吐等，可有意识障碍。

（4）有头颅 CT 或 MRI 检查的证据。

2. 西医诊断标准　参照 1995 年第四届全国脑血管病学术会议中中华神经科学会、中华神经外科学会制定的《各类脑血管疾病诊断要点》，全国脑血管病专题研讨会（2000 年广州）提出的《脑卒中的分型分期治疗建议草案》。

（1）多为急骤或常于安静状态下发病。

（2）大多数发病时无明显头痛和呕吐等前驱症状。

（3）发病较缓慢，多逐渐进展或呈阶段性进行，多与脑动脉粥样硬化有关，也可见于动脉炎、血液病等。

（4）一般发病后 1～2 天内意识清楚或轻度障碍，或意识清楚或有短暂性意识障碍。

（5）有颈内动脉系统和（或）椎-基底动脉系统症状和体征。

（6）栓子的来源可为心源性或非心源性，也可同时伴有其他脏器、皮肤、黏膜等栓塞症状。

（7）腰穿脑脊液一般不应含红细胞，若有红细胞可考虑出血性脑梗塞。

（8）应做 CT 或 MRI 检查。

（9）6 个月以上为后遗症期。

3. 证候分类

（1）气虚血瘀：面色白，气短乏力，自汗出，肢体麻痹，舌质暗淡。舌苔薄白，脉沉细。

（2）气虚痰瘀：倦怠乏力，头晕目眩，痰多，口淡口黏，肢体麻痹。舌质暗淡，舌苔白腻，脉弦滑。

（3）阴虚火旺：面红目赤，烦躁易怒，口干，便干便秘，尿短赤。舌质红绛，少苔，脉弦数。

（4）痰热阻络：头晕，肢体沉重，痰多，口干口苦，便秘。舌质淡，苔黄腻，脉滑。

（二）治疗选穴

脑卒中微创埋线治疗选穴见表 5－44。

表 5‑44　脑卒中微创埋线治疗选穴

治疗分型	主穴	配穴
气虚血瘀 气虚痰瘀 阴虚火旺 痰热阻络	上肢:肩髃、肩贞、曲池、外关、合谷 下肢:环跳、风市、阳陵泉、昆仑	足三里、膈俞、三阴交 中脘、足三里、丰隆 肾俞、太溪、行间、天枢 丰隆、内庭

(三) 器械材料

1. 针具　一次性埋线针,规格 8 号,长度 5 cm。
2. 材料　高分子聚合线 PGLA、PGA、PDO,2‑0 线体,1～1.5 cm。

(四) 操作技术

脑卒中微创埋线操作技术见表 5‑45。

表 5‑45　脑卒中微创埋线操作技术

穴位名称	定位	刺法	深度和方向
肩髃	在三角肌区,肩峰外侧缘前端与肱骨大结节两骨凹陷中	垂直进针法	直刺,埋线深度 0.5～0.8寸,植入皮下即可,不可植入关节腔
肩贞	在肩胛区,肩关节后下方,腋后纹头直上 1 寸	斜刺进针法	向外斜刺,埋线深度 1.0～1.5 寸
曲池	在肘区,尺泽与肱骨外上髁连线的中点处	垂直进针法	直刺,埋线深度 0.8～1.5 寸
外关	在前臂后区,腕背侧远端横纹上 2 寸,尺骨与桡骨间隙中点	垂直进针法	直刺,埋线深度 0.5～1.0 寸
合谷	在手背,第 2 掌指关节桡侧的中点处	垂直进针法	直刺,埋线深度 0.5～1 寸
环跳	在臀区,股骨大转子最凸点与骶管裂孔连线的外 1/3 与内 2/3 交点处	垂直进针法	直刺,埋线深度 2.0～3.0 寸
风市	在大腿外侧的中点处,当腘横纹上 7 寸。或直立时,中指尖处	垂直进针法	直刺,埋线深度 1.0～2.0 寸
阳陵泉	在小腿外侧,腓骨头前下方凹陷中	垂直进针法	直刺,埋线深度 1.0～1.5 寸
昆仑	在踝部,外踝尖与跟腱之间的凹陷中	垂直进针法	直刺,埋线深度 0.5～1.0 寸
足三里	在小腿前侧,犊鼻下 3 寸,犊鼻与解溪连线上	垂直进针法	直刺,埋线深度 1.0～1.5 寸
膈俞	在脊柱区,第 7 胸椎棘突下,后正中线旁开 1.5 寸	提捏进针法	向脊柱方向提捏斜刺,埋线深度 0.5～0.8 寸
三阴交	在小腿内侧,内踝尖上 3 寸,胫骨内侧缘后际	垂直进针法	直刺,埋线深度 0.3～0.5 寸

穴位名称	定位	刺法	深度和方向
中脘	在上腹部,脐中上4寸,前正中线上	垂直进针法	直刺,埋线深度1.0~1.5寸
丰隆	在小腿前外侧,外踝尖上8寸,胫骨前肌的外缘	垂直进针法	直刺,埋线深度1.0~1.5寸
肾俞	在脊柱区,第2腰椎棘突下,后正中线旁开1.5寸	垂直进针法	直刺,埋线深度0.5~1.0寸
太溪	在踝区,内踝尖与跟腱之间的凹陷中	垂直进针法	直刺,埋线深度0.5~1.0寸
行间	在足背,第1、2趾间,趾蹼缘后方赤白肉际处	斜刺进针法	向太冲方向斜刺,埋线深度0.3~0.5寸
天枢	在上腹部,平脐中,前正中线旁开2寸	垂直进针法	直刺,埋线深度0.8~1.2寸
内庭	在足背,第2、3趾间,趾蹼缘后方赤白肉际处	斜刺进针法	向冲阳方向斜刺,埋线深度0.3~0.5寸

(五)疗程

1. 高聚线 PGLA、PGA 材料线体　每周治疗1次,6次为1疗程。

2. PDO 材料线体　每2周治疗1次,3次为1疗程。

参考文献

[1] 孙文善.PGLA 微创埋线治疗中风后遗症[J].上海针灸杂志,2011,30(1):69.

[2] 张捷,高山,许静.穴位埋线疗法对中风偏瘫患者运动功能的影响[J].中国中医药信息杂志,2005,12(10):70.

[3] 黄洪波,李东.微创穴位埋线治疗脑血管病后遗症120例疗效观察[J].河北中医,2010,32(6):898.

[4] 金熙宗.穴位埋线治疗中风后便秘的临床疗效观察[D].南京:南京中医药大学,2016.

[5] 张俊杰.穴位埋线治疗脑卒中恢复期患者失眠临床疗效观察[D].广州:广州中医药大学,2009.

十四、颤证(老年特发性震颤)

(一)诊断标准

1. **中医诊断标准**　参照《实用中医内科学》颤证诊断(王永炎、严世芸主编,上海科学技术出版社,2009 年)。

(1)发病特点:颤证多发于中老年人,男性多于女性。起病隐袭,渐进发展加重,不能自行缓解。

（2）临床表现：本病以头和四肢震动、震摇为特征性临床表现。轻者头摇肢颤可以自制；重者头部、肢体震摇大动,持续不已,不能自制。头部或肢体颤振,不能自制。

2. 西医诊断标准　参照中华医学会神经病学分会帕金森病及运动障碍学组制定的原发性震颤的诊断和治疗指南（中华神经科杂志,2009 年）。

（1）核心诊断标准：①双手及前臂明显且持续的姿势性和（或）动作性震颤；②不伴有其他神经系统体征（齿轮现象和 Froment 征除外）；③或仅有头部震颤,不伴肌张力障碍。

（2）支持诊断标准：①病程超过 3 年；②有阳性家族史；③饮酒后震颤减轻。

3. 证候分类

（1）血虚肝郁证：头摇肢颤,不能自主,精神紧张时加重,急躁易怒,头晕眼花,面白无华。舌淡苔白,脉弦细。

（2）气虚络瘀证：头摇肢颤,头晕眼花,面色无华,神疲懒言,纳呆食少,自汗出,爪甲青紫,甚则心悸气短。舌质淡,有瘀点,苔薄白,沉细无力或细涩。

（3）阴虚风动证：肢体、头部震摇不止,震颤日久,伴头晕眼花,腰酸耳鸣,心悸多梦,记忆力减退。舌质淡或红,苔白少或无苔,脉弦细。

（二）治疗选穴

颤证微创埋线治疗选穴见表 5 - 46。

表 5 - 46　颤证微创埋线治疗选穴

治疗分型	主穴	配穴
血虚肝郁		膈俞、肝俞
气虚络瘀		足三里、血海、合谷
阴虚阳亢	舞蹈震颤区、平衡区、大椎、阳陵泉、风池	三阴交、太冲、太溪
阴虚风动		肾俞、太溪
髓海不足		肾俞、脾俞
痰热动风		曲池、丰隆

（三）器械材料

1. 针具　一次性埋线针,8 号针,长度 5 cm。

2. **材料** 高分子聚合线 PGLA、PGA、PDO，2-0 线体，1~1.5 cm。

(四) 操作技术

颤证微创埋线操作技术见表 5-47。

表 5-47 颤证微创埋线操作技术

穴位名称	定位	刺法	深度和方向
舞蹈震颤区	位于头部,由眉间至枕外粗隆高点的前后正中线的中点,向后移 1 cm 定为上点,再由眉中点上缘至枕外粗隆高点的头侧水平连线与鬓角前缘相交之处定为下点,作与上、下两点连线(运动区)向前移 1.5 cm 的平行线即为本区	提捏进针法	平刺,埋线深度 0.5~0.8 寸
平衡区	相当于小脑半球在头皮上的投影部位,在枕外粗隆顶端旁开 3.5 cm 处,向后引平行于前后正中线的长 4 cm 的直线。平刺 0.5~1.0 寸	提捏进针法	平刺,埋线深度 0.5~0.8 寸
大椎	在脊柱区,第 7 颈椎棘突下凹陷中,后正中线上	提捏进针法	向上斜刺,埋线深度 0.5~1.0 寸
阳陵泉	在小腿外侧,腓骨头前下方凹陷中	垂直进针法	直刺,埋线深度 1.0~1.5 寸
风池	在颈后区,枕骨之下,胸锁乳突肌上端与斜方肌上端之间的凹陷中	斜刺进针法	向鼻尖方向斜刺,埋线深度, 0.3~0.5 寸
膈俞	在脊柱区,第 7 胸椎棘突下,后正中线旁开 1.5 寸	提捏进针法	向脊柱方向提捏斜刺,埋线深度 0.5~0.8 寸
肝俞	在脊柱区,第 9 胸椎棘突下,后正中线旁开 1.5 寸	提捏进针法	向脊柱方向提捏斜刺,埋线深度 0.5~0.8 寸
足三里	在小腿前侧,犊鼻下 3 寸,犊鼻与解溪连线上	垂直进针法	直刺,埋线深度 1.0~1.5 寸
血海	在股前内侧,髌底内侧端上 2 寸,股内侧肌隆起处	垂直进针法	直刺,埋线深度 1.0~1.5 寸
合谷	在手背,第 2 掌指关节桡侧的中点处	垂直进针法	直刺,埋线深度 0.5~1 寸
三阴交	在小腿内侧,内踝尖上 3 寸,胫骨内侧缘后际	垂直进针法	直刺,埋线深度 0.3~0.5 寸
太冲	在足背,第 1、2 趾骨间,趾骨底结合部前方凹陷中,或触及动脉搏动	垂直进针法	直刺,埋线深度 0.5~0.8 寸
太溪	在踝区,内踝尖与跟腱之间的凹陷中	垂直进针法	直刺,埋线深度 0.5~1.0 寸
肾俞	在脊柱区,第 2 腰椎棘突下,后正中线旁开 1.5 寸	垂直进针法	直刺,埋线深度 0.5~1.0 寸
脾俞	在脊柱区,第 11 胸椎棘突下,后正中线旁开 1.5 寸	垂直进针法	直刺,埋线深度 0.5~1.0 寸
曲池	在肘区,尺泽与肱骨外上髁连线的中点处	垂直进针法	直刺,埋线深度 0.8~1.5 寸
丰隆	在小腿前外侧,外踝尖上 8 寸,胫骨前肌的外缘	垂直进针法	直刺,埋线深度 1.0~1.5 寸

（五）疗程

1. 高聚线 PGLA、PGA 材料线体　每周治疗 1 次,6 次为 1 疗程。
2. PDO 材料线体　每 2 周治疗 1 次,3 次为 1 疗程。

参考文献

［1］宋智慧,李莉.埋线疗法治疗特发性震颤 25 例临床观察[J].河北中医,2010,32(8):1211 - 1213.

［2］朱志强.埋线治疗血管性帕金森综合征的临床观察[J].中国实用神经疾病杂志,2016,19 (5):98 - 99.

十五、血浊病(高脂血症)

（一）诊断标准

1. 中医诊断标准　参照国家中医药管理局 2011 年制定的《血浊病(高脂血症)中医诊疗方案(试行)》。

（1）临证特点:常见眩晕、胸闷、头目昏蒙等。

（2）实验室检查:主要为血清总胆固醇(TC)和甘油三酯(TG)升高,包括低高密度脂蛋白(LDL - C)血症在内的各种血脂异常。

2. 西医诊断标准　参照 2007 年《中国成人血脂异常防治指南》(中华心血管病杂志,2007 年 4 月),详见表 5 - 48。

表 5 - 48　血脂水平分层标准

分层	TC(mmol/L)	LDL - C(mmol/L)	HDL - C(mmol/L)	TG(mmol/L)
合适范围	<5.18	<3.37	≥1.04	<1.70
边缘升高	5.18～6.19	3.37～4.12		1.70～2.25
升高	≥6.22	≥4.14	≥1.55	≥2.26
降低			<1.04	

3. 证候分类

（1）痰浊内阻证:形体肥胖,头重如裹,胸闷,呕恶痰涎,肢重,口淡,食少。舌胖,苔滑腻,脉滑。

（2）气滞血瘀证：胸胁胀闷，走窜疼痛。舌质暗，有瘀点或瘀斑，脉弦或涩。

（3）脾虚湿困：乏力，头晕，胸闷，纳呆，恶心，身困，脘胀。舌淡，舌体胖大有齿痕，苔白腻，脉细弱或濡缓。

（4）肝肾阴虚：眩晕，耳鸣，腰酸，膝软，健忘，失眠，口干。舌质红少苔，脉细数。

（二）治疗选穴

血浊病微创埋线治疗选穴见表5－49。

表5－49　血浊病微创埋线治疗选穴

治疗分型	主穴	配穴
痰浊内阻		脾俞、阴陵泉、膈俞、丰隆
气滞血瘀	中脘、天枢、气海、三阴交、足三里	支沟、太冲、血海、地机、阳陵泉
脾虚湿困		脾俞、丰隆、阴陵泉
肝肾阴虚		腰阳关、肾俞、太溪

（三）器械材料

1. 针具　一次性埋线针，8号针，长度5 cm。
2. 材料　高分子聚合线PGLA、PGA、PDO，2－0线体，1～1.5 cm。

（四）操作技术

血浊病微创埋线操作技术见表5－50

表5－50　血浊病微创埋线操作技术

穴位名称	定位	刺法	深度和方向
中脘	在上腹部，脐中上4寸，前正中线上	垂直进针法	直刺，埋线深度1.0～1.5寸
天枢	在上腹部，平脐中，前正中线旁开2寸	垂直进针法	直刺，埋线深度0.8～1.2寸
气海	在下腹部，脐中下1.5寸，前正中线上	垂直进针法	直刺，埋线深度1.0～1.5寸
三阴交	在小腿内侧，内踝尖上3寸，胫骨内侧缘后际	垂直进针法	直刺，埋线深度0.3～0.5寸
足三里	在小腿前侧，犊鼻下3寸，犊鼻与解溪连线上	垂直进针法	直刺，埋线深度1.0～1.5寸
脾俞	在脊柱区，第11胸椎棘突下，后正中线旁开1.5寸	垂直进针法	直刺，埋线深度0.5～1.0寸

穴位名称	定位	刺法	深度和方向
阴陵泉	在小腿内侧,胫骨内侧髁下缘与胫骨内侧缘之间的凹陷中	垂直进针法	直刺,埋线深度 1.0~1.5 寸
膈俞	在脊柱区,第 7 胸椎棘突下,后正中线旁开 1.5 寸	提捏进针法	向脊柱方向提捏斜刺,埋线深度 0.5~0.8 寸
丰隆	在小腿前外侧,外踝尖上 8 寸,胫骨前肌的外缘	垂直进针法	直刺,埋线深度 1.0~1.5 寸
支沟	在前臂后区,腕背侧远端横纹上 3 寸,尺骨与桡骨间隙中点	垂直进针法	直刺,埋线深度 0.5~1.0 寸
太冲	在足背,第 1、2 趾骨间,趾骨底结合部前方凹陷中,或触及动脉搏动	垂直进针法	直刺,埋线深度 0.5~0.8 寸
血海	在股前内侧,髌底内侧端上 2 寸,股内侧肌隆起处	垂直进针法	直刺,埋线深度 1.0~1.5 寸
地机	在小腿内侧,阴陵泉下 3 寸,胫骨内侧缘后际	垂直进针法	直刺,埋线深度 1.0~1.5 寸
阳陵泉	在小腿外侧,腓骨头前下方凹陷中	垂直进针法	直刺,埋线深度 1.0~1.5 寸
腰阳关	在脊柱区,第 4 腰椎棘突下凹陷中,后正中线上	垂直进针法	直刺,埋线深度 0.5~1.0 寸
肾俞	在脊柱区,第 2 腰椎棘突下,后正中线旁开 1.5 寸	垂直进针法	直刺,埋线深度 0.5~1.0 寸
太溪	在踝区,内踝尖与跟腱之间的凹陷中	垂直进针法	直刺,埋线深度 0.5~1.0 寸

(五) 疗程

1. 高聚线 PGLA、PGA 材料线体　每周治疗 1 次,6 次为 1 疗程。

2. PDO 材料线体　每 2 周治疗 1 次,3 次为 1 疗程。

参考文献

[1] 朱兰.穴位埋线治疗中老年肥胖型高脂血症30例[J].养生保健指南,2017,22:102-103.

[2] 刘逸超,赵玉娟.平衡针联合埋线治疗绝经高脂血症的临床研究[J].黑龙江中医药,2017,4:48-50.

[3] 肖晓桃,闻哲.穴位埋线配合雷火灸治疗脾肾阳虚型高脂血症的疗效观察[J].上海针灸杂志,2018,37(3):289-292.

[4] 张仟,施茵.电针配合穴位埋线治疗痰浊阻遏型高脂血症临床观察[J].上海针灸杂志,2019,38(4):384-388.

[5] 李竞,方庆霞.穴位埋线治疗高脂血症临床观察[J].上海针灸杂志,2015(10):935-937.

(程　玲　熊　健　曲　伸)

第三节　妇科疾病

一、月经过少

(一) 诊断标准

1. 中医诊断标准　参照全国高等中医药院校规划教材《中医妇科学》(张玉珍主编,中国中医药出版社,2007 年),《中药新药临床研究指导原则》(卫生部,2002年版)。

月经过少是指月经周期基本正常,月经量明显减少,或行经时间不足 2 天,甚或点滴即净者。

2. 西医诊断标准　参照《妇科疾病诊断与鉴别诊断》(丁曼琳主编,人民卫生出版社,1989 年)。

(1) 月经周期正常,月经量减少或经期缩短或两者合并存在。

(2) 经妇科检查、妇科超声检查、子宫内膜病理检查及垂体 MRI 等检查无异常。

(3) 性激素检查显示正常或异常。

3. 证候分类

(1) 肝肾不足证:经量少,色淡,质稀,腰膝酸软,头晕耳鸣,两目干涩,口干咽燥,五心烦热,性欲减退。舌质红,苔薄白或少苔,脉弦细。

(2) 肾虚血瘀证:经量少,色紫黯,质稠,有血块,小腹痛,块下痛减,腰膝酸软,足跟痛,头晕耳鸣。舌黯或有瘀斑瘀点,苔薄白,脉沉弦或涩。

(3) 肾虚痰湿证:经量少,色淡红或淡黯,质黏腻如痰,白带多,胸闷呕恶,形体肥胖,腰膝酸软,头晕耳鸣。舌淡苔白腻,脉沉或滑。

(4) 肾虚肝郁证:经量少,色黯红,有血块,乳房胀痛,胸胁胀痛,时叹息,少腹胀痛,腰膝酸软,头晕耳鸣。舌淡,苔薄白,脉弦或沉弦。

(5) 气血不足证:经量少,色淡红,质稀,神疲乏力,心悸气短,少气懒言,面色萎黄,或伴小腹空坠,头晕眼花,食少纳差。舌淡苔白、脉细弱。

(6) 胃热津亏证:经量少,色鲜红,质黏稠,口干舌燥,知饥不欲食,手足心热,大便干燥。舌红有裂纹,少苔或剥苔,脉细数。

（二）治疗选穴

月经过少微创埋线治疗选穴见表5‑51。

表5‑51　月经过少微创埋线治疗选穴

治疗分型	主穴	配穴
肾虚		太溪、三阴交、气海
血虚	关元、脾俞、肾俞	血海、地机、三阴交
血热		行间、太冲、曲池、血海、地机
血瘀		太冲、蠡沟、血海、气海

（三）器械材料

1. 针具　一次性埋线针,8号针,长度5 cm。
2. 材料　高分子聚合线 PGLA、PGA、PDO,2‑0 线体,1~1.5 cm。

（四）操作技术

月经过少微创埋线操作技术见表5‑52。

表5‑52　月经过少微创埋线操作技术

穴位名称	定位	刺法	深度和方向
关元	在脊柱区,第2腰椎棘突下凹陷中,后正中线上	提捏进针法	向上斜刺,埋线深度0.5~1.0寸
脾俞	在脊柱区,第11胸椎棘突下,后正中线旁开1.5寸	垂直进针法	直刺,埋线深度0.5~1.0寸
肾俞	在脊柱区,第2腰椎棘突下,后正中线旁开1.5寸	垂直进针法	直刺,埋线深度0.5~1.0寸
太溪	在踝区,内踝尖与跟腱之间的凹陷中	垂直进针法	直刺,埋线深度0.5~1.0寸
气海	在下腹部,脐中下1.5寸,前正中线上	垂直进针法	直刺,埋线深度1.0~1.5寸
三阴交	在小腿内侧,内踝尖上3寸,胫骨内侧缘后际	垂直进针法	直刺,埋线深度0.3~0.5寸
血海	在股前内侧,髌底内侧端上2寸,股内侧肌隆起处	垂直进针法	直刺,埋线深度1.0~1.5寸
地机	在小腿内侧,阴陵泉下3寸,胫骨内侧缘后际	垂直进针法	直刺,埋线深度1.0~1.5寸
行间	在足背,第1、2趾间,趾蹼缘后方赤白肉际处	斜刺进针法	向太冲方向斜刺,埋线深度0.3~0.5寸

穴位名称	定位	刺法	深度和方向
太冲	在足背,第1、2趾骨间,趾骨底结合部前方凹陷中,或触及动脉搏动	垂直进针法	直刺,埋线深度0.5~0.8寸
曲池	在肘区,尺泽与肱骨外上髁连线的中点处	垂直进针法	直刺,埋线深度0.8~1.5寸
蠡沟	在小腿内侧,内踝尖上5寸,胫骨内侧面的中央	提捏进针法	平刺,埋线深度0.5~0.8寸

(五)疗程

1. 高聚线 PGLA、PGA 材料线体　每周治疗1次,6次为1疗程。

2. PDO 材料线体　每2周治疗1次,3次为1疗程。

二、月经过多

(一)诊断标准

1. 中医诊断标准　参照《中医妇科常见病诊疗指南》(中华中医药学会,中国中医药出版社,2011年)。

(1) 主要症状:月经周期规则,经量多,>80 ml。

(2) 次要症状:①月经色鲜红或深红,质黏稠,伴口渴心烦,尿黄便结;②月经色紫黯,有血块,经行腹痛,或胀痛拒按。③月经色淡红,质清稀,神疲肢倦,气短懒言,小腹空坠,面色不华。

2. 西医诊断标准　参照《妇产科学》第七版(乐杰主编,人民卫生出版社,2008年)。

(1) 无排卵性功血患者可有各种不同的临床表现,其中月经过多主要表现为周期规则,经期延长(>7日)或经量过多(>80 ml)。

(2) 妇科检查和全身检查排除生殖器官及全身器质性病变。

(3) 辅助检查:卵巢功能测定及子宫内膜病理检查,有助于功能失调性子宫出血的诊断;B超盆腔检查未发现盆腔生殖器官器质性病变;宫腔镜检查有助于进一步鉴别诊断。

3. 证候分类

(1) 血热证:经行量多,色鲜红或深红,质黏稠,或有小血块;伴口渴心烦,尿黄便结。舌红苔黄,脉滑数。

(2)血瘀证:经行量多,色紫黯,有血块;经行腹痛,或平时小腹胀痛拒按。舌紫黯或有瘀点,脉涩。

(3)气虚证:经行量多,色淡红,质清稀;神疲肢倦,气短懒言,小腹空坠,面色不华。舌淡苔薄,脉细弱。

(二)治疗选穴

月经过多微创埋线治疗选穴见表5-53。

表5-53　月经过多微创埋线治疗选穴

治疗分型	主穴	配穴
气虚		脾俞、肾俞、地机、足三里
血热	血海、气海、子宫、关元	三阴交、行间、曲池
血瘀		合谷、三阴交、水道、膈俞

(三)器械材料

1. 针具　一次性埋线针,规格8号,长度5 cm。
2. 材料　高分子聚合线 PGLA、PGA、PDO 材料,2-0线体,1~1.5 cm。

(四)操作技术

月经过多微创埋线操作技术见表5-54。

表5-54　月经过多微创埋线操作技术

穴位名称	定位	刺法	深度和方向
血海	在股前内侧,髌底内侧端上2寸,股内侧肌隆起处	垂直进针法	直刺,埋线深度1.0~1.5寸
气海	在下腹部,脐中下1.5寸,前正中线上	垂直进针法	直刺,埋线深度1.0~1.5寸
子宫	在下腹部,脐中下4寸,前正中线旁开3寸	垂直进针法	直刺,埋线深度1.0~1.5寸
关元	在下腹部,脐中下3寸,前正中线上	垂直进针法	直刺,埋线深度0.5~1.0寸,排空小便后进针
脾俞	在脊柱区,第11胸椎棘突下,后正中线旁开1.5寸	垂直进针法	直刺,埋线深度0.5~1.0寸

穴位名称	定位	刺法	深度和方向
肾俞	在脊柱区,第2腰椎棘突下,后正中线旁开1.5寸	垂直进针法	直刺,埋线深度0.5~1.0寸
地机	在小腿内侧,阴陵泉下3寸,胫骨内侧缘后际	垂直进针法	直刺,埋线深度1.0~1.5寸
三阴交	在小腿内侧,内踝尖上3寸,胫骨内侧缘后际	垂直进针法	直刺,埋线深度0.3~0.5寸
曲池	在肘区,尺泽与肱骨外上髁连线的中点处	垂直进针法	直刺,埋线深度0.8~1.5寸
足三里	在小腿前侧,犊鼻下3寸,犊鼻与解溪连线上	垂直进针法	直刺,埋线深度1.0~1.5寸
太溪	在踝区,内踝尖与跟腱之间的凹陷中	垂直进针法	直刺,埋线深度0.5~1.0寸
合谷	在手背,第2掌指关节桡侧的中点处	垂直进针法	直刺,埋线深度0.5~1寸
行间	在足背,第1、第2趾间,趾蹼缘后方赤白肉际处	斜刺进针法	向太冲方向斜刺,埋线深度0.3~0.5寸
水道	在下腹部,脐中下3寸,前正中线旁开2寸	垂直进针法	直刺,埋线深度0.8~1.2寸
膈俞	在脊柱区,第7胸椎棘突下,后正中线旁开1.5寸	提捏进针法	向脊柱方向提捏斜刺,埋线深度0.5~0.8寸

(五)疗程

1. 高聚线 PGLA、PGA 材料线体　每周治疗 1 次,6 次为 1 疗程。

2. PDO 材料线体　每 2 周治疗 1 次,3 次为 1 疗程。

三、痛经

(一)诊断标准

1. 中医诊断标准　参照全国高等中医药院校研究生规划教材《中医妇科临床研究》(肖承悰主编,人民卫生出版社,2009 年)。

(1)病史:有随月经周期规律性发作的以小腹疼痛,呈现继发性、渐进性痛经的特点。

(2)临床表现:继发性、渐进性痛经。腹痛多发生在经前 1~2 天,行经第 1 天达高峰,可呈阵发性痉挛性或胀痛伴下坠感,严重者可放射到腰骶部、肛门、阴道、股内侧,甚至可见面色苍白、出冷汗、手足发凉等晕厥之象。

(3)妇科检查:盆腔检查发现内异症病灶和子宫增大、压痛。

2. 西医诊断标准　参照《临床诊疗指南:妇产科学分册》(中华医学会,人民卫生出版社,2009 年)。

（1）子宫内膜异位症：痛经、不孕。影像学检查（盆腔超声、盆腔 CT 及 MRI）发现内异症病灶。血清 CA125 水平轻、中度升高。腹腔镜检查是目前诊断的通用方法，病理活检即可确诊。

（2）子宫腺肌病：痛经，月经异常（可表现为月经过多、经期延长及不规则出血）；子宫增大、压痛等；影像学检查（盆腔 B 超）、血清 CA125 异常。

3. 证候分类

（1）寒凝血瘀证：经前或经期小腹冷痛，得热痛减，形寒肢冷。经色紫黯有块，月经量少或错后，经行呕恶，经行大便溏泄，带下量多，色白。舌质紫黯，或有瘀斑、瘀点，或舌底络脉迂曲，苔白，脉弦、涩或沉紧。

（2）气滞血瘀证：经前或经期小腹胀痛或刺痛，情志抑郁或烦躁易怒。经色黯红有块，或经行不畅，经前或经期乳房胀痛，肛门坠胀，月经先后不定期，经量或多或少。舌质黯红，或有瘀斑、瘀点，或舌底络脉迂曲，苔薄白或薄黄，脉弦或弦涩。

（3）肾虚血瘀证：经行小腹坠痛，腰膝酸软，经色淡黯或夹块，月经量少或错后，头晕耳鸣，夜尿频多，性欲减退。舌质淡黯，或有瘀斑、瘀点，苔薄白，脉沉细或沉涩。

（4）湿热瘀阻证：经前或经期小腹胀痛或灼痛，带下量多，色黄质稠。经色暗红或酱红，质稠或夹黏液，月经量多或经期延长，口腻或纳呆，大便溏而不爽或干结，小便色黄或短赤。舌质红或暗红，苔黄腻，脉弦数或弦滑。

（二）治疗选穴

痛经微创埋线治疗选穴见表 5 - 55。

表 5 - 55　痛经微创埋线治疗选穴

治疗分型	主穴	配穴
寒凝血瘀 气滞血瘀 肾虚血瘀 湿热瘀阻	肾俞、中极、关元、次髎、子宫	足三里、归来 三阴交、膈俞 太溪 血海

（三）器械材料

1. 针具　一次性埋线针，8 号针，长度 5 cm。

2. 材料　高分子聚合线 PGLA、PGA、PDO,2-0 线体,1~1.5 cm。

(四) 操作技术

痛经微创埋线操作技术见表 5-56。

表 5-56　痛经微创埋线操作技术

穴位名称	定位	刺法	深度和方向
肾俞	在脊柱区,第 2 腰椎棘突下,后正中线旁开 1.5 寸	垂直进针法	直刺,埋线深度 0.5~1.0 寸
中极	在下腹部,脐中下 4 寸,前正中线上	垂直进针法	直刺,埋线深度 0.5~1.0 寸,排尿后进针
关元	在下腹部,脐中下 3 寸,前正中线上	垂直进针法	直刺,埋线深度 0.5~1.0 寸,排尿后进针
次髎	在骶区,正对第 2 骶后孔中	垂直进针法	直刺,埋线深度 0.8~1.0 寸
子宫	在下腹部,脐中下 4 寸,前正中线旁开 3 寸	垂直进针法	直刺,埋线深度 1.0~1.5 寸
足三里	在小腿前侧,犊鼻下 3 寸,犊鼻与解溪连线上	垂直进针法	直刺,埋线深度 1.0~1.5 寸
归来	在下腹部,脐中下 4 寸,前正中线旁开 2 寸	垂直进针法	直刺,埋线深度 0.8~1.2 寸
三阴交	在小腿内侧,内踝尖上 3 寸,胫骨内侧缘后际	垂直进针法	直刺,埋线深度 0.3~0.5 寸
膈俞	在脊柱区,第 7 胸椎棘突下,后正中线旁开 1.5 寸	提捏进针法	向脊柱方向提捏斜刺,埋线深度 0.5~0.8 寸
太溪	在踝区,内踝尖与跟腱之间的凹陷中	垂直进针法	直刺,埋线深度 0.5~1.0 寸
血海	在股前内侧,髌底内侧端上 2 寸,股内侧肌隆起处	垂直进针法	直刺,埋线深度 1.0~1.5 寸

(五) 疗程

1. 高聚线 PGLA、PGA 材料线体　每周治疗 1 次,6 次为 1 疗程。

2. PDO 材料线体　每 2 周治疗 1 次,3 次为 1 疗程。

参考文献

[1] 吴圆荣,赵若华.穴位埋线治疗原发性痛经疗效及安全性的 Meta 分析[J].针灸临床杂志,2016,32(1):50-56.

[2] 孙萍萍,蒙珊.分期穴位埋线治疗原发性痛经的临床疗效观察[J].针灸临床杂志,2015(9):46-49.

[3] 毕颖,邵晓梅.分期穴位埋线治疗原发性痛经:随机对照研究[J].中国针灸,2014,34(2):85-87.

［4］于蓝,邰浩清.穴位埋线治疗原发性痛经的临床研究进展［J］.中医药导报,2013,19(12)：118-119.

［5］陈文,俞海虹.穴位埋线治疗原发性痛经的疗效观察［J］.浙江中医药大学学报,2012,36(8)：924-926.

四、闭经

（一）诊断标准

1. 中医诊断标准　参照国家中医药管理局制订的《中华人民共和国中医药行业标准——中医病证诊断疗效标准》(ZY/T 001.3—94)。

（1）年逾 18 周岁女子,月经尚未初潮者,属原发性闭经。

（2）女子已行经而又中断 3 个月以上者,属继发性闭经。

（3）须与妊娠期、哺乳期、绝经期等生理性停经相鉴别。

2. 西医诊断标准　与闭经对应的疾病包括多囊卵巢综合征、早发性卵巢功能不全和卵巢功能早衰。

（1）多囊卵巢综合征(PCOS)的诊断标准:育龄期的诊断,参见 2011 年中华人民共和国卫生部颁布的《多囊卵巢综合征诊断中华人民共和国卫生行业标准》：①月经异常(稀发、闭经、不规则子宫出血)或无排卵；②高雄激素临床特征,多毛、痤疮等,睾酮升高或正常；③卵巢多囊性改变,一侧或双侧卵巢直径 29 mm 的卵泡≥12 个,卵巢体积≥10 ml。月经稀发或闭经或不规则子宫出血是诊断必须条件,后两项符合任意一项即可诊断为疑似 PCOS。排除其他引起高雄激素血症和排卵异常的疾病(先天性肾上腺皮质增殖症、库兴综合征、卵巢或肾上腺肿瘤等)后即可确诊。

（2）早发性卵巢功能不全(POI)的诊断标准:参见 2015 年欧洲人类生殖与胚胎学会提出新的定义:①40 岁之前丧失卵巢功能,表现为闭经或月经稀发,伴有促性腺激素升高和雌激素降低。②POI 的诊断需同时具备月经异常和生化指标异常,即月经稀发(闭经)至少 4 个月,两次 FSH 水平＞25 IU/L(间隔 4 周检测)。

（3）卵巢功能早衰(POF)的诊断标准:参见 2008 年乐杰主编《妇产科学》及 2003 年徐苓、宋亦军发表在《实用妇产科杂志》的"卵巢功能早衰的临床表现和诊断标准":①40 岁以前出现至少 4 个月以上的闭经；②有 2 次或以上血清 FSH＞40 IU/L(两次检查间隔 1 个月以上),E_2＜73.2 pmol/L。

3. 证候诊断

（1）肾气不足：年逾18周岁，月经未至或来潮后复闭。素体虚弱，头晕耳鸣，第二性征不足，腰腿酸软，腹无胀痛，小便频数。舌淡红，脉沉细。

（2）气血亏虚：月经周期后延，经量偏少，继而闭经。面色不荣，头晕目眩，心悸气短，神疲乏力。舌淡边有齿印，苔薄，脉细无力。

（3）痰湿阻滞：月经停闭，形体肥胖，神疲嗜睡，头晕目眩，胸闷泛恶多痰，带下量多。苔白腻，脉濡或滑。

（4）阴虚内热：月经先多后少，渐致闭经。五心烦热，颧红升火，潮热盗汗，口干舌燥。舌质红或有裂纹，脉细数。

（5）血寒凝滞：经闭不行，小腹冷痛，得热痛减，四肢欠温，大便不实。苔白，脉沉紧。

（6）血瘀气滞：月经闭止，胸胁胀满，小腹胀痛，精神抑郁。舌质紫黯，边有瘀点，苔薄，脉沉涩或沉弦。

（二）治疗选穴

闭经微创埋线治疗选穴见表5-57。

表5-57　闭经微创埋线治疗选穴

治疗分型	主穴	配穴
肾气不足		肾俞
气血亏虚		足三里、脾俞
痰湿阻滞	关元、中极、中脘	足三里、丰隆
阴虚内热		行间
血寒凝滞		肾俞、归来、足三里
血瘀气滞		太冲、血海

（三）器械材料

1. 针具　一次性埋线针，8号针，长度5 cm。

2. 材料　高分子聚合线PGLA、PGA、PDO，2-0线体，1～1.5 cm。

（四）操作技术

闭经微创埋线操作技术见表5-58。

表 5-58 闭经微创埋线操作技术

穴位名称	定位	刺法	深度和方向
关元	在下腹部,脐中下 3 寸,前正中线上	垂直进针法	直刺,埋线深度 0.5～1.0 寸,排尿后进针
中极	在下腹部,脐中下 4 寸,前正中线上	垂直进针法	直刺,埋线深度 0.5～1.0 寸,排尿后进针
中脘	在上腹部,脐中上 4 寸,前正中线上	垂直进针法	直刺,埋线深度 1.0～1.5 寸
肾俞	在脊柱区,第 2 腰椎棘突下,后正中线旁开 1.5 寸	垂直进针法	直刺,埋线深度 0.5～1.0 寸
足三里	在小腿前侧,犊鼻下 3 寸,犊鼻与解溪连线上	垂直进针法	直刺,埋线深度 1.0～1.5 寸
脾俞	在脊柱区,第 11 胸椎棘突下,后正中线旁开 1.5 寸	垂直进针法	直刺,埋线深度 0.5～1.0 寸
丰隆	在小腿前外侧,外踝尖上 8 寸,胫骨前肌的外缘	垂直进针法	直刺,埋线深度 1.0～1.5 寸
行间	在足背,第 1、2 趾间,趾蹼缘后方赤白肉际处	斜刺进针法	向太冲方向斜刺,埋线深度 0.3～0.5 寸
太冲	在足背,第 1、2 趾骨间,趾骨底结合部前方凹陷中,或触及动脉搏动	垂直进针法	直刺,埋线深度 0.5～0.8 寸
归来	在下腹部,脐中下 4 寸,前正中线旁开 2 寸	垂直进针法	直刺,埋线深度 0.8～1.2 寸
血海	在股前内侧,髌底内侧端上 2 寸,股内侧肌隆起处	垂直进针法	直刺,埋线深度 1.0～1.5 寸

(五) 疗程

1. 高聚线 PGLA、PGA 材料线体　每周治疗 1 次,10 次为 1 疗程。

2. PDO 材料线体　每 2 周治疗 1 次,5 次为 1 疗程。

参考文献

[1] 何洪洲,邹小凤.穴位埋线治疗继发性闭经 48 例[J].针灸临床杂志,2012,28(8):31-32.

[2] 汤伟玲.穴位埋线疗法合闭经汤治疗继发性闭经临床研究[J].亚太传统医药,2016,12(13):118-119.

五、崩漏(功能失调性子宫出血)

(一) 诊断标准

1. 中医诊断标准　参照《中药新药临床研究指导原则》(卫生部 1993 年发布)以及中华医学会中医妇科专业委员会编著的《中医妇科诊疗指南》。

(1) 主要症状:月经周期及经量基本正常,行经时间超过 7 天以上但少于 15

天,连续出现 2 个月经周期以上。

(2) 次要症状:①经血色紫黯有块,经行涩滞不畅,小腹疼痛不适,身重无力。②经血色鲜红或紫红,质稠。形体消瘦,颧红潮热,咽干口燥,五心烦热,大便干,小便黄。③经血色深红,混杂黏液,阴中灼热,或伴有阴痒,平素带下量多,色黄臭秽。腰腹胀痛,四肢沉重,全身乏力。④经血色淡红,质清稀。面色无华,神疲乏力,气短懒言,动则头晕眼花,心悸失眠,食少纳呆。

(3) 舌质淡红或红,或舌紫黯有瘀点,苔薄白或黄或少苔或黄腻,脉沉弦涩,或细数,或脉滑数,或沉细弱。

2. 西医诊断标准 参照《中药新药临床研究指导原则》(卫生部 2002 年发布)和《临床诊疗指南:妇产科学分册》(中华医学会,人民卫生出版社,2011 年)以及《妇产科学》(乐杰主编,人民卫生出版社,2009 年)。

有排卵型功能失调性子宫出血:月经周期有排卵,黄体发育良好,但萎缩过程延长,导致子宫内膜不规则脱落。临床表现为经期延长,基础体温呈双相型,但下降缓慢。

3. 证候分类

(1) 气滞血瘀证:经行时间延长,色紫黯有块,经行涩滞不畅,小腹疼痛不适,身重无力。舌紫黯,有瘀斑,脉沉弦涩。

(2) 阴虚血热证:经行时间延长,量少,色鲜红或紫红,质稠;形体消瘦,颧红潮热,咽干口燥,五心烦热,大便干,小便黄。舌质红,苔薄黄,脉细数。

(3) 湿热蕴结证:行经时间延长,量多,色深红,混杂黏液,阴中灼热,或伴有阴痒,平素带下量多,色黄臭秽;腰腹胀痛,四肢沉重,全身乏力。舌质偏红,苔黄腻,脉滑数。

(4) 脾肾两虚证:经行时间延长,经量多,色淡红,质清稀。面色无华,神疲乏力,气短懒言,动则头晕眼花,心悸失眠,食少纳呆。舌淡红,苔薄白,脉沉细弱。

(二) 治疗选穴

崩漏微创埋线治疗选穴见表 5-59。

表 5-59 崩漏微创埋线治疗选穴

治疗分型	主穴	配穴
气滞血瘀		大椎、曲池、太冲、血海
阴虚血热	气海、关元、三阴交	太溪
湿热蕴结		曲池、阴陵泉、脾俞
脾肾两虚		脾俞,足三里,肾俞

（三）器械材料

1. 针具　一次性埋线针，8 号针，长度 5 cm。
2. 材料　高分子聚合线 PGLA、PGA、PDO，2 - 0 线体，1～1.5 cm。

（四）操作技术

崩漏微创埋线操作技术见表 5 - 60。

表 5 - 60　崩漏微创埋线操作技术

穴位名称	定位	刺法	深度和方向
气海	在下腹部，脐中下 1.5 寸，前正中线上	垂直进针法	直刺，埋线深度 1.0～1.5 寸
关元	在下腹部，脐中下 3 寸，前正中线上	垂直进针法	直刺，埋线深度 0.5～1.0 寸，排尿后进针
三阴交	在小腿内侧，内踝尖上 3 寸，胫骨内侧缘后际	垂直进针法	直刺，埋线深度 0.3～0.5 寸
大椎	在脊柱区，第 7 颈椎棘突下凹陷中，后正中线上	提捏进针法	向上斜刺，埋线深度 0.5～1.0 寸
曲池	在肘区，尺泽与肱骨外上髁连线的中点处	垂直进针法	直刺，埋线深度 0.8～1.5 寸
太冲	在足背，第 1、2 趾骨间，趾骨底结合部前方凹陷中，或触及动脉搏动	垂直进针法	直刺，埋线深度 0.5～0.8 寸
血海	在股前内侧，髌底内侧端上 2 寸，股内侧肌隆起处	垂直进针法	直刺，埋线深度 1.0～1.5 寸
太溪	在踝区，内踝尖与跟腱之间的凹陷中	垂直进针法	直刺，埋线深度 0.5～1.0 寸
阴陵泉	在小腿内侧，胫骨内侧髁下缘与胫骨内侧缘之间的凹陷中	垂直进针法	直刺，埋线深度 1.0～1.5 寸
脾俞	在脊柱区，第 11 胸椎棘突下，后正中线旁开 1.5 寸	垂直进针法	直刺，埋线深度 0.5～1.0 寸
足三里	在小腿前侧，犊鼻下 3 寸，犊鼻与解溪连线上	垂直进针法	直刺，埋线深度 1.0～1.5 寸
肾俞	在脊柱区，第 2 腰椎棘突下，后正中线旁开 1.5 寸	垂直进针法	直刺，埋线深度 0.5～1.0 寸

（五）疗程

1. 高聚线 PGLA、PGA 材料线体　每周治疗 1 次，6 次为 1 疗程。
2. PDO 材料线体　每 2 周治疗 1 次，3 次为 1 疗程。

参考文献

[1] 李柄楠，张晨. 穴位埋线治疗功能失调性子宫出血 40 例[J]. 中国民间疗法，2016，24(9)：21.

[2] 马静,王赛男.穴位埋线治疗月经过多42例[J].中国民间疗法,2016,24(8):24.

六、围绝经期综合征

(一) 诊断标准

1. 中医诊断标准　参照 2007 年国家食品药品监督管理局颁布的《中药、天然药物治疗女性更年期综合征临床试验技术指导原则》和《中医妇科学》(罗颂平主编,高等教育出版社,2008 年)。

(1) 年龄:发病年龄大于 40 周岁。

(2) 主要症状:月经紊乱或绝经时间出现烘热汗出,或情绪改变。

(3) 次要症状:①腰背酸痛、头晕耳鸣;②或胁肋疼痛、乳房胀痛、头痛;③或心悸怔忡、心烦不宁、失眠多梦;④或手足心热、阴道干灼热感、性交痛、口干便秘;⑤或腰背冷痛、形寒肢冷、精神萎靡、面浮肢肿、性欲淡漠、小便清长、夜尿多等。

(4) 舌淡红或偏红,苔薄白或薄黄、脉细数或沉细。

2. 西医诊断标准　参照《临床诊疗指南:妇产科分册》(中华医学会主编,人民卫生出版社,2009 年)。

(1) 在 40 岁以上妇女,月经紊乱或绝经同时出现以下 3 组症状:①典型的血管舒缩功能不稳定症状,如潮热、汗出、胸闷、心悸等;②精神神经症状,如抑郁、焦虑、烦躁、易激动等;③泌尿生殖道萎缩症状,如阴道干涩烧灼感、性交痛、尿频尿急、反复泌尿道感染等。

(2) 血 FSH 升高或正常,E2 水平可升高、降低或正常。

3. 证候分类

(1) 肾阴虚证:绝经前后烘热汗出,腰膝酸软。头晕耳鸣,口燥咽干,失眠多梦,或皮肤瘙痒,尿少便干,月经周期紊乱,先期量少或量多,或崩漏。舌红,少苔,脉细数。

(2) 肾阳虚证:绝经前后形寒肢冷,头晕耳鸣,腰背冷痛,腰膝酸软,精神萎靡,面色晦暗,性欲淡漠,小便频数或失禁,带下量多,月经紊乱,量多或少,色淡质稀。舌淡,苔白滑,脉沉细而迟。

(二) 治疗选穴

围绝经期综合征微创埋线治疗选穴见表 5 - 61。

表 5‑61　围绝经期综合征微创埋线治疗选穴

治疗分型	主穴	配穴
肾阴虚 肾阳虚	肾俞、三阴交、关元	太溪、曲池、血海 天枢、阴陵泉、足三里

（三）器械材料

1. 针具　一次性埋线针,8 号针,长度 5 cm。
2. 材料　高分子聚合线 PGLA、PGA、PDO,2‑0 线体,1～1.5 cm。

（四）操作技术

围绝经期综合征微创埋线操作技术见表 5‑62。

表 5‑62　围绝经期综合征微创埋线操作技术

穴位名称	定位	刺法	深度和方向
肾俞	在脊柱区,第 2 腰椎棘突下,后正中线旁开 1.5 寸	垂直进针法	直刺,埋线深度 0.5～1.0 寸
三阴交	在小腿内侧,内踝尖上 3 寸,胫骨内侧缘后际	垂直进针法	直刺,埋线深度 0.3～0.5 寸
关元	在下腹部,脐中下 3 寸,前正中线上	垂直进针法	直刺,埋线深度 0.5～1.0 寸,排尿后进针
太溪	在踝区,内踝尖与跟腱之间的凹陷中	垂直进针法	直刺,埋线深度 0.5～1.0 寸
曲池	在肘区,尺泽与肱骨外上髁连线的中点处	垂直进针法	直刺,埋线深度 0.8～1.5 寸
血海	在股前内侧,髌底内侧端上 2 寸,股内侧肌隆起处	垂直进针法	直刺,埋线深度 1.0～1.5 寸
天枢	在上腹部,平脐中,前正中线旁开 2 寸	垂直进针法	直刺,埋线深度 0.8～1.2 寸
阴陵泉	在小腿内侧,胫骨内侧髁下缘与胫骨内侧缘之间的凹陷中	垂直进针法	直刺,埋线深度 1.0～1.5 寸
足三里	在小腿前侧,犊鼻下 3 寸,犊鼻与解溪连线上	垂直进针法	直刺,埋线深度 1.0～1.5 寸

（五）疗程

1. 高聚线 PGLA、PGA 材料线体　每周治疗 1 次,6 次为 1 疗程。
2. PDO 材料线体　每 2 周治疗 1 次,3 次为 1 疗程。

参考文献

[1] 杨春英,刘炼.穴位埋线对围绝经期综合征患者 Kupperman 评分的影响[J].河北中医,2016(1):105 - 107.

[2] 李月梅,庄礼兴.穴位埋线治疗更年期综合征及其对性腺激素、β-内啡肽的影响[J].中国针灸,2009,29(11):865.

[3] 金新美,丁立钧.穴位埋线配合耳穴贴压治疗肝肾亏虚型更年期综合征及其对雌二醇的影响[J].中国针灸.2017,37(8):91 - 93.

[4] 段峻英.穴位埋线治疗更年期综合征 68 例[J].上海针灸杂志,2005,24(8):3 - 5.

[5] 李月梅,李艳慧.穴位埋线对更年期雌性大鼠下丘脑单胺类神经递质的影响[J].广州中医药大学学报,2009,26(5):455 - 457.

[6] 任晓艳,徐松波.任氏穴位埋线疗法治疗更年期综合征 100 例[J].中国针灸,2004,24(增刊1):87 - 89.

（冯　辉　王　健　张革萍）

第四节　皮肤科疾病

一、痤疮

（一）诊断标准

1. 中医诊断标准　参照国家中医药管理局制定的《中华人民共和国中医药行业标准——中医病证诊断疗效标准》(ZY/T 001.8—94)。

（1）主要症状:初期在毛囊口,呈现大米粒大小红色丘疹,亦可演变为脓疱,此后可形成硬结样白头粉刺或黑头粉刺,严重病例可形成硬结性囊肿。

（2）次要症状:多发于男女青春期面部及胸背部,常伴有皮脂溢出。

（3）病程较长,青春期过后,多数可自然减轻。

2. 西医诊断标准　参照《临床诊疗指南:皮肤病与性病分册》(中华医学会编著,人民卫生出版社,2006 年)。

（1）一般青春期开始发病,呈慢性经过。

（2）发于面部、上胸及背部等皮脂腺发达部位,皮损为白头黑头粉刺、毛囊性红丘疹、脓疱、结节、囊肿和瘢痕,常伴有皮脂溢出。

3. 证候分类

（1）肺经风热证：黑头或白头粉刺，红色丘疹，可伴少量小脓疱，或有痒痛，可伴有口干、便秘。舌红，苔薄黄，脉浮数。

（2）脾胃湿热证：皮肤油腻，以疼痛性丘疹和脓疱为主，或有结节，可伴有口臭、便秘、尿赤。舌质红，苔黄或黄腻，脉滑。

（3）痰瘀互结证：皮损主要为结节及囊肿，反复发作，容易形成瘢痕，可伴有大便干结。舌质暗，或有瘀斑、瘀点，苔腻，脉弦滑。

（4）冲任不调证：女性患者，月经前皮疹加重，皮疹多发于口周或下颌，或伴月经前后不定期，经前乳房、小腹胀痛。舌红，脉细或弦。

（二）治疗选穴

痤疮微创埋线治疗选穴见表5-63。

表5-63　痤疮微创埋线治疗选穴

治疗分型	主穴	配穴
肺经风热		肺俞、尺泽
脾胃湿热	大椎、合谷、足三里、曲池	足三里、阴陵泉
痰瘀互结		膈俞、脾俞、丰隆、三阴交
冲任失调		肾俞、中极、三阴交

（三）器械材料

1. **针具**　一次性埋线针，8号针，长度5cm。
2. **材料**　高分子聚合线PGLA、PGA、PDO，2-0线体，1~1.5cm。

（四）操作技术

痤疮微创埋线操作技术见表5-64。

表5-64　痤疮微创埋线操作技术

穴位名称	定位	刺法	深度和方向
大椎	在脊柱区，第7颈椎棘突下凹陷中，后正中线上	提捏进针法	向上斜刺，埋线深度0.5~1.0寸
合谷	在手背，第2掌指关节桡侧的中点处	垂直进针法	直刺，埋线深度0.5~1寸

续表

穴位名称	定位	刺法	深度和方向
足三里	在小腿前侧,犊鼻下3寸,犊鼻与解溪连线上	垂直进针法	直刺,埋线深度1.0~1.5寸
曲池	在肘区,尺泽与肱骨外上髁连线的中点处	垂直进针法	直刺,埋线深度0.8~1.5寸
肺俞	在脊柱区,第3胸椎棘突下,后正中线旁开1.5寸	提捏进针法	向脊柱方向提捏斜刺,埋线深度0.5~0.8寸
尺泽	在肘区,肘横纹上,肱二头肌腱桡侧缘凹陷中	垂直进针法	直刺,埋线深度0.5~1.2寸
阴陵泉	在小腿内侧,胫骨内侧髁下缘与胫骨内侧缘之间的凹陷中	垂直进针法	直刺,埋线深度1.0~1.5寸
膈俞	在脊柱区,第7胸椎棘突下,后正中线旁开1.5寸	提捏进针法	向脊柱方向提捏斜刺,埋线深度0.5~0.8寸
脾俞	在脊柱区,第11胸椎棘突下,后正中线旁开1.5寸	垂直进针法	直刺,埋线深度0.5~1.0寸
丰隆	在小腿前外侧,外踝尖上8寸,胫骨前肌的外缘	垂直进针法	直刺,埋线深度1.0~1.5寸
血海	在股前内侧,髌底内侧端上2寸,股内侧肌隆起处	垂直进针法	直刺,埋线深度1.0~1.5寸
肾俞	在脊柱区,第2腰椎棘突下,后正中线旁开1.5寸	垂直进针法	直刺,埋线深度0.5~1.0寸
中极	在下腹部,脐中下4寸,前正中线上	垂直进针法	直刺,埋线深度0.5~1.0寸,排尿后进针
三阴交	在小腿内侧,内踝尖上3寸,胫骨内侧缘后际	垂直进针法	直刺,埋线深度0.3~0.5寸

(五) 疗程

1. 高聚线 PGLA、PGA 材料线体　每周治疗 1 次,6 次为 1 疗程。

2. PDO 材料线体　每 2 周治疗 1 次,3 次为 1 疗程。

参考文献

[1] 杨涛,刘贵秀.穴位埋线疗法治疗痤疮 124 例临床报道[J].贵阳中医学院学报,2002,24(2):2-3.

[2] 平丽红.穴位埋线配合面部皮肤护理治疗痤疮 50 例体会[J].四川中医,2004,22(6):81-82.

[3] 卢文,解春桃.穴位埋线与刺血治疗寻常痤疮临床对照观察[J].上海针灸杂志,2009,28(12):700-702.

[4] 庞开云,秦小永.穴位埋线治疗血瘀痰凝型痤疮 60 例临床观察[J].中国民间疗法,2014,(9):14-15.

[5] 卢文,朱礼刚.穴位埋线、火针、耳针综合治疗女性青春期后痤疮及对血清性激素水平的影

响[J].中国针灸,2018,38(8):108-109.

二、黄褐斑

（一）诊断标准

1. 中医诊断标准　参照国家中医药管理局制定的《中华人民共和国中医药行业标准——中医病证诊断疗效标准》(ZY/T 001.8—94)。

（1）面部皮损为黑斑,平于皮肤,色如尘垢,淡褐或淡黑,无痒痛。

（2）常发生在额、眉、颊、鼻背、唇等颜面部。

（3）多见于女子,起病为慢性过程。

（4）组织病理检查示表皮中色素过度沉着,真皮中嗜黑素细胞也有较多的色素,可在血管和毛囊周围有少数淋巴细胞浸润。

2. 西医诊断标准　参照《临床诊疗指南:皮肤病与性病分册》(中华医学会编著,人民卫生出版社,2006 年)和《黄褐斑的临床诊断和疗效标准》(中国中西医结合学会皮肤性病专业委员会色素病学组 2003 年修订稿、《中华皮肤科杂志》2004年 7 月第 37 卷第 7 期)。

（1）面部淡褐色至深褐色、界限清楚的斑片,通常对称性分布,无炎症表现及鳞屑。

（2）无明显自觉症状。

（3）女性多发,主要发生在青春期后。

（4）病情可有季节性,常夏重冬轻。

（5）排除其他疾病(如颧部褐青色痣、Riehl 黑变病、色素性光化性扁平苔藓、雀斑、咖啡斑、Albrifht 综合征、炎症后色素沉着、色痣、太田痣等)引起的色素沉着。

3. 证候分类

（1）肝郁血瘀证:面部青褐色斑片,或浅或深,边界清楚,对称分布于两颧周围。胁胀胸痞,性情急躁,易怒;女子月经先后不定期,或经前斑色加深,乳房作胀或疼痛。舌质红或有紫斑,脉弦。

（2）脾虚湿蕴证:面部黄褐色斑片如尘土,或灰褐色,边界不清,分布于鼻翼,前额及口周。神疲纳少,脘腹胀闷;或月经量少,带下清稀。舌质淡微胖,苔薄微腻,脉濡细。

（3）肾阴不足证:面部斑片呈黑褐色,以鼻为中心,对称分布于颜面,状如蝴蝶。腰膝酸软无力；失眠多梦，五心烦热；月经不调。舌红，苔干或少苔；⑤脉沉细。

(二) 治疗选穴

黄褐斑微创埋线治疗选穴见表5-65。

表5-65　黄褐斑微创埋线治疗选穴

治疗分型	主穴	配穴
肝郁血瘀 脾虚湿蕴 肾阴不足	太阳、印堂、阳白、迎香、地仓、承浆、大椎、至阳	肝俞、膈俞、太冲、脾俞、中脘、足三里、曲池关元、太溪、心俞、肾俞

(三) 器械材料

1. 针具　一次性埋线针，8号针，长度5 cm。
2. 材料　高分子聚合线PGLA、PGA、PDO，2-0线体，1～1.5 cm。

(四) 操作技术

黄褐斑微创埋线操作技术见表5-66。

表5-66　黄褐斑微创埋线操作技术

穴位名称	定位	刺法	深度和方向
太阳	在头部，眉梢与目外眦之间，向后约一横指的凹陷中	提捏进针法	向后平刺，埋线深度0.3～0.5寸
印堂	在头部，两眉毛内侧端中间的凹陷中	提捏进针法	向下平刺，埋线深度0.5～0.8寸
阳白	在头部，眉上1寸，瞳孔直上	提捏进针法	平刺，埋线深度0.3～0.5寸
迎香	在面部，鼻翼外缘中点旁，鼻唇沟中	提捏进针法	提捏进针，植入皮下
地仓	在面部，口角旁开0.4寸	提捏进针法	向颊车方向平刺，埋线深度进针1～2.5寸
承浆	在面部，和唇沟的正中凹陷处	提捏进针法	向上斜刺，埋线深度0.3～0.6寸

续表

穴位名称	定位	刺法	深度和方向
至阳	在脊柱区,第7胸椎棘突下凹陷中,后正中线上	提捏进针法	向上斜刺,埋线深度0.5～1.0寸
肝俞	在脊柱区,第9胸椎棘突下,后正中线旁开1.5寸	提捏进针法	向脊柱方向提捏斜刺,埋线深度0.5～0.8寸
膈俞	在脊柱区,第7胸椎棘突下,后正中线旁开1.5寸	提捏进针法	向脊柱方向提捏斜刺,埋线深度0.5～0.8寸
太冲	在足背,第1、2趾骨间,趾骨底结合部前方凹陷中,或触及动脉搏动	垂直进针法	直刺,埋线深度0.5～0.8寸
脾俞	在脊柱区,第11胸椎棘突下,后正中线旁开1.5寸	垂直进针法	直刺,埋线深度0.5～1.0寸
中脘	在上腹部,脐中上4寸,前正中线上	垂直进针法	直刺,埋线深度1.0～1.5寸
足三里	在小腿前侧,犊鼻下3寸,犊鼻与解溪连线上	垂直进针法	直刺,埋线深度1.0～1.5寸
曲池	在肘区,尺泽与肱骨外上髁连线的中点处	垂直进针法	直刺,埋线深度0.8～1.5寸
关元	在下腹部,脐中下3寸,前正中线上	垂直进针法	直刺,埋线深度0.5～1.0寸,排尿后进针
太溪	在踝区,内踝尖与跟腱之间的凹陷中	垂直进针法	直刺,埋线深度0.5～1.0寸
心俞	在脊柱区,第5胸椎棘突下,后正中线旁开1.5寸	提捏进针法	向脊柱方向提捏斜刺,埋线深度0.5～0.8寸
肾俞	在脊柱区,第2腰椎棘突下,后正中线旁开1.5寸	垂直进针法	直刺,埋线深度0.5～1.0寸

(五) 疗程

1. 高聚线 PGLA、PGA 材料线体　每周治疗1次,6次为1疗程。
2. PDO 材料线体　每2周治疗1次,3次为1疗程。

参考文献

[1] 陈陆泉,曲剑华.雷火灸和穴位埋线治疗黄褐斑的临床效果[J].中华医学美学美容杂志,2016,22(1):42-44.

[2] 赖旻,杨玉峰.穴位埋线联合内服逍遥散治疗黄褐斑的疗效研究[J].河北中医药学报,2014,(1):34-35.

[3] 蒲继红,王丽娜.穴位埋线在黄褐斑治疗中的应用研究[J].护理研究,2012,26(35):3271-3273.

[4] 任晓艳.穴位埋线治疗黄褐斑865例疗效观察[J].中国针灸,2004,24(S_1):94-95.

[5] 刘雪莲,朱林学.中药祛斑倒模联合穴位埋线治疗黄褐斑疗效观察[J].中国美容医学,2010,19(3):425.

三、银屑病

(一) 诊断标准

1. **中医诊断标准**　参照《寻常型银屑病(白疕)中医药临床循证实践指南》(中华中医药学会皮肤科分会、北京中医药学会皮肤病专业委员会、北京中西医结合学会皮肤性病专业委员会主编,人民卫生出版社,2013 年)。

(1) 皮损初为针尖至扁豆大的炎性红色丘疹,常呈点滴状分布,迅速增大,表面覆盖多层银白色鳞屑,状如云母。鳞屑剥离后可见薄膜现象及筛状出血,基底浸润,可有同形反应。陈旧皮疹可呈钱币状、盘状、地图状等。

(2) 好发于头皮、四肢伸侧,以肘关节伸侧多见,常泛发全身。

(3) 部分病人可见指(趾)甲病变,轻者呈点状凹陷,重者甲板增厚,光泽消失,或可见于口腔、阴部黏膜。发于头皮者可见束状毛发。

(4) 起病缓慢,易于复发。有明显季节性,一般冬重夏轻。

(5) 可有家族史。

2. **西医诊断标准**　参照《临床诊疗指南:皮肤病与性病分册》(中华医学会编著,人民卫生出版社,2006 年)。

(1) 好发于头皮、背部、四肢伸侧及臀部。

(2) 早期常夏愈冬发,或夏轻冬重,少数病例则相反。

(3) 基本损害为红色丘疹、斑丘疹或斑块,粟粒至绿豆大,可融合成片,边缘明显;上覆银白色厚鳞屑,将鳞屑刮除后为一红色发亮的薄膜(薄膜现象),再刮之见点状出血现象(Auspitz 征),呈点滴状、地图状、钱币状、环状等排列。临床分进行期、稳定期和退行期,进行期可出现同形反应。

(4) 部分病例黏膜受累,多见于龟头、口唇及颊黏膜。龟头为边缘清楚的红色斑片,无鳞屑。上唇可有银白色鳞屑。颊黏膜有灰黄色或白色的环形斑片。

(5) 甲病变表现为甲板的点状凹陷、甲下角化过度及甲剥离等,头发为束状发。

3. **证候分类**

(1) 血热证:皮损鲜红,新出皮疹不断增多或迅速扩大,心烦易怒,小便黄,舌质红或绛,脉弦滑或数。

(2) 血燥证:皮损淡红,鳞屑干燥。口干咽燥,舌质淡,舌苔少或薄白,脉细或细数。

(3) 血瘀证:皮损暗红,皮损肥厚浸润,经久不退,肌肤甲错,面色黧黑或唇甲青紫,女性月经色暗,或夹有血块。舌质紫暗或有瘀点、瘀斑,脉涩或细缓。

（二）治疗选穴

银屑病微创埋线治疗选穴见表 5 - 67。

表 5 - 67　银屑病微创埋线治疗选穴

治疗分型	主穴	配穴
血热证		大椎、合谷、曲池
血燥证	肺俞、肝俞、膈俞、心俞、脾俞、肾俞	风市、风池、风门、血海
血瘀证		三阴交、足三里、血海

（三）器械材料

1. 针具　一次性埋线针，8 号针，长度 5 cm。
2. 材料　高分子聚合线 PGLA、PGA、PDO，2 - 0 线体，1～1.5 cm。

（四）操作技术

银屑病微创埋线操作技术见表 5 - 68。

表 5 - 68　银屑病微创埋线操作技术

穴位名称	定位	刺法	深度和方向
肺俞	在脊柱区，第 3 胸椎棘突下，后正中线旁开 1.5 寸	提捏进针法	向脊柱方向提捏斜刺，埋线深度 0.5～0.8 寸
肝俞	在脊柱区，第 9 胸椎棘突下，后正中线旁开 1.5 寸	提捏进针法	向脊柱方向提捏斜刺，埋线深度 0.5～0.8 寸
膈俞	在脊柱区，第 7 胸椎棘突下，后正中线旁开 1.5 寸	提捏进针法	向脊柱方向提捏斜刺，埋线深度 0.5～0.8 寸
心俞	在脊柱区，第 5 胸椎棘突下，后正中线旁开 1.5 寸	提捏进针法	向脊柱方向提捏斜刺，埋线深度 0.5～0.8 寸
脾俞	在脊柱区，第 11 胸椎棘突下，后正中线旁开 1.5 寸	垂直进针法	直刺，埋线深度 0.5～1.0 寸
肾俞	在脊柱区，第 2 腰椎棘突下，后正中线旁开 1.5 寸	垂直进针法	直刺，埋线深度 0.5～1.0 寸
大椎	在脊柱区，第 7 颈椎棘突下凹陷中，后正中线上	提捏进针法	向上斜刺，埋线深度 0.5～1.0 寸
合谷	在手背，第 2 掌指关节桡侧的中点处	垂直进针法	直刺，埋线深度 0.5～1 寸

穴位名称	定位	刺法	深度和方向
曲池	在肘区,尺泽与肱骨外上髁连线的中点处	垂直进针法	直刺,埋线深度 0.8～1.5 寸
风市	在大腿外侧的中点处,当腘横纹上 7 寸。或直立时,中指尖处	垂直进针法	直刺,埋线深度 1.0～2.0 寸
风池	在颈后区,枕骨之下,胸锁乳突肌上端与斜方肌上端之间的凹陷中	斜刺进针法	向鼻尖方向斜刺,埋线深度, 0.3～0.5 寸
风门	在脊柱区,第 2 胸椎棘突下,后正中线旁开 1.5 寸	提捏进针法	向脊柱方向提捏斜刺,埋线深度 0.5～0.8 寸
血海	在股前内侧,髌底内侧端上 2 寸,股内侧肌隆起处	垂直进针法	直刺,埋线深度 1.0～1.5 寸
三阴交	在小腿内侧,内踝尖上 3 寸,胫骨内侧缘后际	垂直进针法	直刺,埋线深度 0.3～0.5 寸
足三里	在小腿前侧,犊鼻下 3 寸,犊鼻与解溪连线上	垂直进针法	直刺,埋线深度 1.0～1.5 寸

(五) 疗程

1. 高聚线 PGLA、PGA 材料线体　每周治疗 1 次,6 次为 1 疗程。

2. PDO 材料线体　每 2 周治疗 1 次,3 次为 1 疗程。

参考文献

[1] 刘卫兵,张明昱.穴位埋线治疗寻常性银屑病疗效观察及其机制研究[J].现代中西医结合杂志,2012,21(30):3358 - 3359.

[2] 闵学进.穴位埋线治疗寻常型银屑病 30 例[J].陕西中医,2010,31(11):1516 - 1517.

[3] 孔晓红,王清.穴位埋线治疗寻常型银屑病临床疗效及对血清 VEGF 及 PDGF - BB 水平的影响[J].中外健康文摘,2012,(42):79 - 80.

[4] 艾才东,程敏.穴位埋线配合药物治疗寻常性银屑病疗效观察[J].上海针灸杂志,2007,26(11):28.

四、神经性皮炎

(一) 诊断标准

1. 中医诊断标准　参照国家中医药管理局制定的《中华人民共和国中医药行业标准——中医病证诊断疗效标准》(ZY/T 001.8—94)。

(1) 好发于颈、肘、骶、眼睑处,开始时先感觉局部瘙痒,后出现群集至米粒大扁丘疹,表面光滑发亮,丘疹呈淡褐色,久之发展成苔藓样变斑块。

（2）瘙痒剧烈，夜间尤甚

（3）慢性病程，愈后易复发。

2. 西医诊断标准　参照《中国临床皮肤病学》的局限性神经性皮炎的诊断。

（1）本病多见于青年或中年，皮损常出现在颈侧、项部、背部、肘窝、腰、股内侧、阴囊等部位。

（2）常由于搔抓或摩擦等机械性刺激，致使局部皮肤出现皮纹加深和皮峰隆起的典型苔藓样变特征。

（3）典型皮损为皮色正常或淡红色，或黄褐色，大小为针帽大小或稍大的扁平丘疹，表面光滑或覆有少量鳞屑；丘疹密集并融合成片，形成类圆形或不整形的苔藓样变，面积为钱币至掌心大小；颜色呈黄褐色或正常皮色，或有色素沉着。

（4）患部皮损浸润肥厚，干燥粗糙，皮峭沟明显加深，表面常伴有抓痕、血痂及轻度的色素沉着。

（5）斑片的数目不定，可为一片或数片，大小不等，形状各异。

（6）自觉阵发性瘙痒，病程缓慢，反复发作，时轻时重。

3. 证候分类

（1）肝郁化火型：皮疹色红，境界清楚，疹痒明显。心烦易怒，失眠多梦，眩晕，口苦，咽干，便干，尿赤，心悸。舌边尖红，苔薄黄，脉弦滑或弦数。

（2）风湿蕴阻型：皮疹淡褐色片状，粗糙肥厚，阵发疹痒夜间更甚，缠绵难愈。全身症状无明显特征。舌暗，苔腻，脉濡缓。

（3）血虚风燥型：皮疹色淡或灰白色，增厚粗糙，干燥脱屑明显，皮纹加深，顽固性瘙痒反复发作日久不愈。头晕，心悸，气短，乏力，健忘，易惊，妇女月经不调，舌淡少苔或苔薄白，脉沉细。

（二）治疗选穴

神经性皮炎微创埋线治疗选穴见表 5 - 69。

表 5 - 69　神经性皮炎微创埋线治疗选穴

治疗分型	主穴	配穴
肝郁化火		行间、阳陵泉
风湿蕴阻	阿是穴、曲池、血海、膈俞、肝俞	足三里
血虚风燥		风门、合谷、血海、三阴交

(三) 器械材料

1. **针具** 一次性埋线针,8 号针,长度 5 cm。
2. **材料** 高分子聚合线 PGLA、PGA、PDO,2-0 线体,1～1.5 cm。

(四) 操作技术

神经性皮炎微创埋线操作技术见表 5-70。

表 5-70 神经性皮炎微创埋线操作技术

穴位名称	定位	刺法	深度和方向
曲池	在肘区,尺泽与肱骨外上髁连线的中点处	垂直进针法	直刺,埋线深度 0.8～1.5 寸
血海	在股前内侧,髌底内侧端上 2 寸,股内侧肌隆起处	垂直进针法	直刺,埋线深度 1.0～1.5 寸
膈俞	在脊柱区,第 7 胸椎棘突下,后正中线旁开 1.5 寸	提捏进针法	向脊柱方向提捏斜刺,埋线深度 0.5～0.8 寸
肝俞	在脊柱区,第 9 胸椎棘突下,后正中线旁开 1.5 寸	提捏进针法	向脊柱方向提捏斜刺,埋线深度 0.5～0.8 寸
行间	在足背,第 1、2 趾间,趾蹼缘后赤白肉际处	斜刺进针法	向太冲方向斜刺,埋线深度 0.3～0.5 寸
阳陵泉	在小腿外侧,腓骨头前下方凹陷中	垂直进针法	直刺,埋线深度 1.0～1.5 寸
足三里	在小腿前侧,犊鼻下 3 寸,犊鼻与解溪连线上	垂直进针法	直刺,埋线深度 1.0～1.5 寸
风门	在脊柱区,第 2 胸椎棘突下,后正中线旁开 1.5 寸	提捏进针法	向脊柱方向提捏斜刺,埋线深度 0.5～0.8 寸
合谷	在手背,第 2 掌指关节桡侧的中点处	垂直进针法	直刺,埋线深度 0.5～1 寸
血海	在股前内侧,髌底内侧端上 2 寸,股内侧肌隆起处	垂直进针法	直刺,埋线深度 1.0～1.5 寸
三阴交	在小腿内侧,内踝尖上 3 寸,胫骨内侧缘后际	垂直进针法	直刺,埋线深度 0.3～0.5 寸

(五) 疗程

1. **高聚线 PGLA、PGA 材料线体** 每周治疗 1 次,6 次为 1 疗程。
2. **PDO 材料线体** 每 2 周治疗 1 次,3 次为 1 疗程。

参考文献

[1] 麦凤香.穴位埋线治疗神经性皮炎 40 例[J].陕西中医,2012,33(1):78-79.

[2] 何彩云,彭玉琳.围刺法埋线治疗局限性神经性皮炎的临床分析[J].浙江临床医,2016,18

(6):1104-1105.

[3] 杨娅婷,黄蜀.火针配合穴位埋线治疗神经性皮炎 120 例[J].中医外治杂志,2013,22
　　(5):35.

[4] 祁秀荣,朱少可.梅花针配合穴位埋线治神经性皮炎 87 例[J].2009,17(2):18.

五、慢性荨麻疹

(一)诊断标准

1. **中医诊断标准**　参照国家中医药管理局制定的《中华人民共和国中医药行业标准——中医病证诊断疗效标准》(ZY/T 001.8—94)。

(1)发病突然,皮损为大小不等、形状不一的水肿性斑块,境界清楚。

(2)皮疹时起时落,剧烈瘙痒,发无定处,消退后不留痕迹。

(3)病情反复发作,常迁延不愈。

2. **西医诊断标准**　参照《临床诊疗指南:皮肤病与性病分册》(中华医学会编著,人民卫生出版社,2006 年)和《中国临床皮肤病学》(赵辨主编,江苏科学技术出版社,2010 年)。

(1)皮疹为大小不等的风团,色鲜红,也可为苍白色,孤立散在或融合成片,数小时内风团减轻,变为红斑而渐消失,但不断有新的风团出现。

(2)全身症状一般较轻,风团时多时少,反复发生,病程在 6 周以上。

3. **证候分类**

(1)风热犯表证:好发于青壮年,风团色鲜红,遇热皮损发作或加重,灼热剧痒,或伴发热,恶寒,口干苦,咽痛。舌边尖红,苔薄黄或白干,脉浮数。

(2)风寒束表证:风团色白或淡红,遇风寒发作或加重,得暖则减,口不渴。舌质淡,苔白,脉浮紧。

(3)胃肠湿热证:风团色红,发作时伴有腹痛,纳呆,大便秘结或便溏,甚至恶心呕吐。舌质红,苔黄腻,脉濡数或滑数。

(4)血虚风盛证:风疹块风团反复发作,色淡,瘙痒,延续数月或数年,劳累后发作或加剧。舌质淡,苔薄,脉濡细。

(二)治疗选穴

慢性荨麻疹微创埋线治疗选穴见表 5-71。

表 5-71　慢性荨麻疹微创埋线治疗选穴

治疗分型	主穴	配穴
风热犯表		风市、风池
风寒束表	大椎、曲池、风门、膈俞	合谷、列缺
胃肠湿热		足三里、三阴交、阴陵泉
血虚风盛		血海、膈俞、三阴交

（三）器械材料

1. 针具　一次性埋线针，8 号针，长度 5 cm。
2. 材料　高分子聚合线 PGLA、PGA、PDO，2-0 线体，1～1.5 cm。

（四）操作技术

慢性荨麻疹微创埋线操作技术见表 5-72。

表 5-72　慢性荨麻疹微创埋线操作技术

穴位名称	定位	刺法	深度和方向
大椎	在脊柱区，第 7 颈椎棘突下凹陷中，后正中线上	提捏进针法	向上斜刺，埋线深度 0.5～1.0 寸
曲池	在肘区，尺泽与肱骨外上髁连线的中点处	垂直进针法	直刺，埋线深度 0.8～1.5 寸
风门	在脊柱区，第 2 胸椎棘突下，后正中线旁开 1.5 寸	提捏进针法	向脊柱方向提捏斜刺，埋线深度 0.5～0.8 寸
膈俞	在脊柱区，第 7 胸椎棘突下，后正中线旁开 1.5 寸	提捏进针法	向脊柱方向提捏斜刺，埋线深度 0.5～0.8 寸
风市	在大腿外侧的中点处，当腘横纹上 7 寸。或直立时，中指尖处	垂直进针法	直刺，埋线深度 1.0～2.0 寸
风池	在颈后区，枕骨之下，胸锁乳突肌上端与斜方肌上端之间的凹陷中	斜刺进针法	向鼻尖方向斜刺，埋线深度 0.3～0.5 寸
合谷	在手背，第 2 掌指关节桡侧的中点处	垂直进针法	直刺，埋线深度 0.5～1 寸
列缺	在前臂，腕掌侧远端横纹上 1.5 寸，拇短伸肌腱与拇长展肌腱之间，拇长展肌腱沟的凹陷中	提捏埋线法	向腕部平刺 0.3～0.5 寸
足三里	在小腿前侧，犊鼻下 3 寸，犊鼻与解溪连线上	垂直进针法	直刺，埋线深度 1.0～1.5 寸
三阴交	在小腿内侧，内踝尖上 3 寸，胫骨内侧缘后际	垂直进针法	直刺，埋线深度 0.3～0.5 寸
阴陵泉	在小腿内侧，胫骨内侧髁下缘与胫骨内侧缘之间的凹陷中	垂直进针法	直刺，埋线深度 1.0～1.5 寸

（五）疗程

1. 高聚线 PGLA、PGA 材料线体　每周治疗 1 次,6 次为 1 疗程。
2. PDO 材料线体　每 2 周治疗 1 次,3 次为 1 疗程。

参考文献

[1] 易海连,吕妮娜.穴位埋线为主对慢性荨麻疹患者的疗效及血清 IgE、C3 的影响[J].上海针灸杂志,2015(2):123-124.

[2] 张玉红,边胜男.咪唑斯汀联合穴位埋线治疗慢性荨麻疹的疗效观察[J].中国现代医学杂志,2015,25(27):78-80.

[3] 赵阿琪,刘璇.神阙穴拔罐结合背俞穴埋线治疗慢性荨麻疹 80 例[J].中国针灸,2012,32(7):91-92.

[4] 程孝顶,路永红.穴位埋线治疗慢性荨麻疹 56 例临床观察[J].中医药导报,2012,18(9):64-65.

六、带状疱疹

（一）诊断标准

1. **中医诊断标准**　参照国家中医药管理局制定的《中华人民共和国中医药行业标准——中医病证诊断疗效标准》(ZY/T 001.8—94)。

（1）皮损多为绿豆大小的水疱,簇集成群,疱壁较紧张,基底色红,常单侧分布,排列成带状。严重者,皮损可表现为出血性,或可见坏疽性损害。皮损发于头面部者,病情往往较重。

（2）皮疹出现前,常先有皮肤刺痛或灼热感,可伴有周身轻度不适、发热。

（3）自觉疼痛明显,可有难以忍受的剧痛或皮疹消退后遗疼痛。

2. **西医诊断标准**　参照《临床诊疗指南:皮肤病与性病分册》(中华医学会编著,人民卫生出版社,2006 年)。

（1）好发于中老年人。

（2）发病前常有引起机体抵抗力下降的因素,如慢性消耗性疾病、肿瘤等,或长期服用皮质类固醇激素及免疫抑制剂,或有感冒、劳累等。

（3）皮疹最好发于肋间神经及三叉神经分布区域,但可发生于身体的任何部位。

（4）皮疹特点：典型者为红斑基础上簇集性水疱，绿豆大小，疱壁较厚，疱液清澈，多数簇集水疱常沿神经走向呈带状排列，水疱之间皮肤正常。皮疹发生于身体的一侧，一般不超过正中线。非典型者可仅为红斑或丘疹，重者可出现血疱或坏死性损害。

（5）自觉症状：有明显的神经痛，可在皮疹出现前或伴随皮疹发生，年龄越大疼痛越明显，部分老年患者皮疹消退后可留下顽固性神经痛，称带状疱疹后遗神经痛。

（6）发生于三叉神经眼支的带状疱疹常水肿显著，并多伴有疱疹性结膜炎角膜炎等。

（7）发生于耳的带状疱疹常伴有面瘫、耳鸣、耳聋等，称带状疱疹—面瘫综合征（Hunt 综合征）。

（8）伴发全身水痘样疹者称为泛发性带状疱疹。

3. 证候分类

（1）肝经郁热：皮损鲜红，疱壁紧张，灼热刺痛，口苦咽干，烦躁易怒，大便干或小便黄。舌质红，舌苔薄黄或黄厚，脉弦滑数。

（2）脾虚湿蕴：颜色较淡，疱壁松弛，口不渴，食少腹胀，大便时溏。舌质淡，舌苔白或白腻，脉沉缓或滑。

（3）气滞血瘀：皮疹消退后局部疼痛不止。舌质暗，苔白，脉弦细。

（二）治疗选穴

带状疱疹微创埋线治疗选穴见表 5 - 73。

表 5 - 73　带状疱疹微创埋线治疗选穴

治疗分型	主穴	配穴
肝经郁热 脾虚湿蕴 气滞血瘀	皮损局部（皮损周围约离疱疹 0.5～1 寸处）、华佗夹脊穴、合谷、曲池、三阴交、太冲	行间 丰隆、足三里 阳陵泉、血海

（三）器械材料

1. 针具　一次性埋线针，8 号针，长度 5 cm。

2. 材料　高分子聚合线 PGLA、PGA、PDO，2 - 0 线体，1～1.5 cm。

（四）操作技术

带状疱疹微创埋线操作技术见表 5-74。

表 5-74　带状疱疹微创埋线操作技术

穴位名称	定位	刺法	深度和方向
合谷	在手背,第2掌指关节桡侧的中点处	垂直进针法	直刺,埋线深度 0.5～1 寸
曲池	在肘区,尺泽与肱骨外上髁连线的中点处	垂直进针法	直刺,埋线深度 0.8～1.5 寸
三阴交	在小腿内侧,内踝尖上 3 寸,胫骨内侧缘后际	垂直进针法	直刺,埋线深度 0.3～0.5 寸
太冲	在足背,第1、2趾骨间,趾骨底结合部前方凹陷中,或触及动脉搏动	垂直进针法	直刺,埋线深度 0.5～0.8 寸
行间	在足背,第1、2趾间,趾蹼缘后方赤白肉际处	斜刺进针法	向太冲方向斜刺,埋线深度 0.3～0.5 寸
丰隆	在小腿前外侧,外踝尖上 8 寸,胫骨前肌的外缘	垂直进针法	直刺,埋线深度 1.0～1.5 寸
足三里	在小腿前侧,犊鼻下 3 寸,犊鼻与解溪连线上	垂直进针法	直刺,埋线深度 1.0～1.5 寸
血海	在股前内侧,髌底内侧端上 2 寸,股内侧肌隆起处	垂直进针法	直刺,埋线深度 1.0～1.5 寸
阳陵泉	在小腿外侧,腓骨头前下方凹陷中	垂直进针法	直刺,埋线深度 1.0～1.5 寸

（五）疗程

1. 高聚线 PGLA、PGA 材料线体　每周治疗 1 次,6 次为 1 疗程。
2. PDO 材料线体　每 2 周治疗 1 次,3 次为 1 疗程。

参考文献

[1] 郭文超,于晓芳.夹脊穴穴位埋线为主治疗带状疱疹 66 例[J].针灸临床杂志,2010,26(6):17-18.

[2] 魏常学.穴位埋线结合电针及中药治疗带状疱疹后遗神经痛的临床价值分析[J].临床医学研究与实践,2016,1(9):52-53.

[3] 韦玲,李蕾.埋线疗法治疗带状疱疹后遗神经痛 50 例[J].山西中医,2011,27(8):34-35.

[4] 段俊英.穴位埋线治疗带状疱疹后遗神经痛 26 例[J].中国针灸,2006,26(8):108-109.

（陈小艳　孙忠强　谭吉勇）

后　记

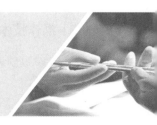

　　编写一本微创埋线规范化操作的书籍,我与埋线方面的各位专家已经酝酿了多年。从 2016 年组织撰稿,几次易稿,几次辍笔,直到 2020 年底才得以完成初稿。之所以进展如此缓慢,是因为埋线技术建立在中医基础理论之上,又涉及诊疗方法、工具器械和学术流派等方面,很难进行统一和规范。因此,编撰这样一本书籍实际上困难重重。但是,埋线疗法使用的工具材料,治疗方式又与现代医学密切相关。处于现在这样一个临床治疗要求标准和规范的时代,规范化势在必行。

　　埋线技术难以标准和规范化是由于其学科特征所决定的。首先,埋线技术建立在传统针灸理论基础上,传统针灸医学治疗本身就不具备标准化和规范化的理论基础。标准化和规范化的前提是能够客观化和定量化,从理论上来看,气血、脏腑、经络、穴位都是无形的,我们很难对一个无形的东西进行量化,也就无法进行规范化和标准化。虽然穴位的定位可以按照古代文献描述进行标准化,但也只能是理论上的标准化,临床上仅仅作为一个参考,而不能作为一个标准规范或指南必须执行。传统医学在思维层面强调"辨证论治",在治则上强调"三因治宜",也就是同一个疾病在整个治疗原则上是变化多端的,标准化或规范化是与传统医学的这两个特点相悖的。此外,传统医学还有流派的特征,各流派的理论基础,治疗思路都很难统一,因此就学科特点来说,很难实现现代医学意义上的标准化,也很难形成现代医学所倡导的诊疗指南或专家共识。

　　但是,作为一种医疗技术,没有标准和规范又会带来诸多问题,包括疗效问题、安全性问题、技术推广问题,还有卫生部门的监管问题。没有标准和规范,疗效难以保证,或者参差不齐;没有标准和规范,治疗的安全性无法保障;没有标准和规范,学习者无所适从;没有标准和规范,卫生部门无法监管。这样,就形成了对埋线疗法的认知的困惑和推广应用上的困难。卫生管理部门没有相应的的监管依据,往往按照西医甚至个人理解进行监管,因此大大限制了埋线疗法的临床应用和发展。

因此,埋线疗法的规范化工作势在必行。

理论上,埋线疗法的规范化内容很多,包括诊断、器械、处方、手法、操作、疗程以及疗效评估,所以这是一个庞大的工程,也是一个长期的工作。由于在学科特征上存在着规范化的困难,过去提出的规范或标准仅仅是某个方面的规范和标准,例如,2008年中国针灸学会提到的穴位埋线操作标准,仅仅是一个笼统的操作标准,一次性埋线针也只有器械的企业标准,与行业标准、诊疗规范和指南还相距甚远。

本书参考了国内大量的文献以及各家经验,兼顾了诊断、器械、处方、手法、操作、疗程等方面,除了对埋线技术的开展进行了规范外,对临床一些常见疾病也提出了规范化诊疗探索,这样一方面可以让初学者在开展埋线治疗工作时有法可循,提高埋线治疗的疗效,增强埋线操作的安全性,同时也为卫生监管部门提供一个监督管理的参考依据。当然本书所提出的仅仅是一个初步的规范化操作思路,值得完善的地方还有很多。在整个规范化诊疗的过程中,任何一个步骤大家都可以各抒己见,各流派也可以有自己不同的见解和做法,在将来的规范化指南或标准的制订中,我们将根据临床实施的情况进一步完善和修订。

埋线疗法仅有几十年的历史,与几千年的针灸历史相比仍然是个新生事物。埋线疗法与时代发展相适应,同时又融入了现代科技技术和材料,规范化的提出和实施必将促进埋线医学的发展,使其成为针灸医学中一颗璀璨的明珠。

仅以此与大家共勉!

孙文善

2021 年 9 月　上海

图书在版编目（CIP）数据

微创埋线临床规范化操作手册/孙文善主编.—上海：复旦大学出版社，2021.12
ISBN 978-7-309-15966-0

Ⅰ.①微… Ⅱ.①孙… Ⅲ.①埋线疗法-手册 Ⅳ.①R244.8-62

中国版本图书馆 CIP 数据核字（2021）第 194390 号

微创埋线临床规范化操作手册
孙文善　主编
责任编辑/王　珍

复旦大学出版社有限公司出版发行
上海市国权路 579 号　邮编：200433
网址：fupnet@ fudanpress.com　http：//www.fudanpress.com
门市零售：86-21-65102580　团体订购：86-21-65104505
出版部电话：86-21-65642845
上海华业装潢印刷厂有限公司

开本 787×960　1/16　印张 10.75　字数 187 千
2021 年 12 月第 1 版第 1 次印刷

ISBN 978-7-309-15966-0/R·1914
定价：40.00 元